ALTERNATIV HEILEN

Herausgegeben von Gerhard Riemann

Dr. med. Bernd Jürgens studierte Medizin in den USA und lebt heute als weitgereister Arzt und erfolgreicher Naturheiler in Spanien. Er ist verheiratet und Vater einer Tochter. Seine langjährigen Erfahrungen auf medizinischem Gebiet und mit Naturheilkunde haben ihn dazu bewogen, sein Wissen einem weiteren Publikum mitzuteilen.

W0108492

Dieses Buch wurde auf chlor- und säurefreiem Papier gedruckt.

Vollständig überarbeitete und erweiterte Taschenbuchausgabe Februar 1993
Droemersche Verlagsanstalt Th. Knaur Nachf., München
Lizenzausgabe mit freundlicher Genehmigung des Hallwag Verlages, Bern und Stuttgart
© 1982 Hallwag AG, Bern und Stuttgart
Umschlagillustration Susannah zu Knyphausen, München
Satz DTP ba · br
Druck und Bindung Ebner Ulm
Printed in Germany
ISBN 3-426-76017-7

4 5 3

Dr. Bernd Jürgens

Hausrezepte der Naturheilkunde

Eine Sammlung homöopathischer und
biologischer Heilmethoden

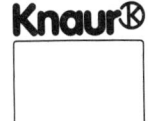

Ein Viertel dessen,
was die Menschen essen,
für den Körper reicht.
Der Rest macht die Menschen krank,
die Geldbeutel schlank
und die Ärzte reich.

Alte ägyptische Weisheit

Inhalt

Einführung

Dieses Buch richtet sich an Sie, lieber Leser, an den Laien, an den Kranken und nicht an den Arzt. Es ist ein Nachschlagewerk für all jene Krankheitsfälle, in denen Sie nach schneller Hilfe suchen oder ohne Arzt auskommen können. Es enthält Ratschläge, die Ihnen bei richtiger Anwendung die Möglichkeit geben, Erkrankungen besser zu überwinden und das Heilungsbestreben des Körpers sinn- und wirkungsvoll zu unterstützen. Die Rezepte entstammen altbewährten und zuverlässigen Naturheilmethoden. Mit den Rezepturen homöopathischer oder anderer natürlicher Heilmittel, die rezeptfrei in allen homöopathischen Apotheken erhältlich sind, können Sie sich in den angegebenen Fällen immer erst einmal allein helfen, ohne irgendwelche unangenehmen Nebenwirkungen befürchten zu müssen. Allopathische Medikamente werden nur aufgeführt, wo es in der Wahl der Mittel keine Alternative gab.

Die medizinischen Fachausdrücke und die lateinischen Namen hinter den gebräuchlichen deutschen Bezeichnungen helfen Ihnen, Verwechslungen zu vermeiden.

Halten Erkrankungen länger an, besteht hohes Fieber oder großer Schmerz, ist Ihnen die Ursache einer Krankheit unklar oder haben Sie mit den hier angegebenen Erstmaßnahmen keine Besserung oder Linderung erzielen können, müssen Sie einen Arzt oder Heilpraktiker zu Rate ziehen. Nur er ist in der Lage, die richtige Diagnose zu stellen und zu beurteilen, ob Sie sich oder Ihre Angehörigen weiterhin selbst behandeln können. In jedem Fall aber können Sie diese Heilmethoden als Begleittherapie unbedenklich beibehalten. Da sie naturgemäß sind, können sie immer angewendet werden und schaden trotz anderer Medikation nicht. Andererseits möchte ich Sie bitten, kritisch zu sein, wenn Ihnen ein Arzt von diesen Rezepturen abraten will. Nicht jeder Mediziner und Heilpraktiker kennt diese Rezepte oder sieht es gern, wenn Sie etwas von Naturheilmethoden verstehen und sich selbst behandeln. Aus meiner eigenen praktischen Tätigkeit und aus Patientenberichten weiß ich, daß hie und da ein Behandler das geschäftliche Interesse vor das Wohl des Patienten stellt. Die *Hausrezepte der Naturheilkunde* basieren auf den Erfahrungen, die ich in einer umfangreichen Praxis gesammelt habe, und stützen sich auf die Kenntnisse namhafter Naturheilkundiger. Viele Rezepturen habe ich selbst mit größtem Erfolg empfohlen und angewendet.

Wenn ich Ihnen nun diese Rezepte weitergebe, dann deshalb, um Ihnen Wege zur Erhaltung oder Wiederherstellung Ihres wertvollsten Gutes – der Gesundheit – aufzuzeigen und um zu verhindern, daß diese bewährten Natur- und Volksheilmethoden gänzlich in Vergessenheit geraten. Nicht zuletzt werden Ihnen damit auch Mittel und Möglichkeiten geboten, die frei von chemischen oder giftigen Stoffen jederzeit für Sie, Ihre Familie und selbst für den kleinsten Säugling brauchbar sind. Beachten Sie aber bitte, daß sich bei unsachgemäßer Anwendung der gewünschte Erfolg nicht einstellen wird. Nehmen Sie, falls Sie Tee- oder Arzneimittelrezepte vom Apotheker herstellen lassen, dieses Buch mit in die Apotheke, um Irrtümer zu vermeiden. Homöopathische Mittel und Tees benötigen eine gewisse Anlaufzeit und können gelegentlich Reaktionen (Erstverschlimmerungen) hervorrufen. Dies ist aber kein Grund, die Kur abzubrechen. Bei der Einnahme der Mittel richten Sie sich nach den Angaben in diesem Buch und nicht nach den Beipackzetteln oder Packungsaufschriften. Alle Präparate (ausgenommen die extra bezeichneten) sollten auch nach Abklingen der Beschwerden noch mindestens 3 bis 6 Wochen lang weiter eingenommen werden.

Um Ihnen im Krankheitsfall die Benutzung dieses Buches zu erleichtern, ist der Text in 5 alphabetisch geordnete Teile gegliedert. Im 1. Teil werden Krankheiten und Beschwerden behandelt.

Im 2. Teil finden sich Rezepturen, Kuren und Methoden, die nicht im Hauptteil angegeben sind. Teil 3 berichtet kurz über zwei spezielle Behandlungsmöglichkeiten, über Enzyme und Vitamine. Der 4. Teil enthält Anweisungen für die richtige Zubereitung und Anwendung von Tee sowie verschiedene Teerezepte. Im 5. Teil wird über fünf Nahrungsmittel berichtet, die für die Gesunderhaltung und Heilung besonders wichtig und wertvoll sind.

Erklärungen

a̅a̅	zu gleichen Teilen (nur für den Apotheker wichtig)
Amp.	Ampulle
(B)	rezeptfreies biologisches Medikament
D 4, D 6 usw.	Potenz eines Medikaments
Dil.	verdünnte Flüssigkeit *(dilutio)*
Drg.	Dragée
D. S.	Gib und bezeichne *(da, signa)*
(H)	rezeptfreies homöopathisches Medikament oder homöopathisch zubereitetes Komplexmittel
i. m.	intramuskulär
Inj.	Injektion
i. v.	intravenös
Liq.	Flüssigkeit *(liquidum)*
M. D. S.	Mische, gib und bezeichne *(misce, da, signa)*
M. f. spec.	Mische ein Teegemisch *(misce fiat species)*
5 Pack., 3 Fl., 1/4 Jahr	Angaben zu Menge und Dauer einer Medikamenteneinnahme
Rp.	Rezept
(Rpfl.)	rezeptpflichtiges Medikament

Tabl.	Tablette
Trpf.	Tropfen
Supp.	Suppositorium, Zäpfchen
Ø	Urtinktur, Ausgangslösung einer homöopathischen Verdünnungsreihe

Der in Klammern gesetzte Name hinter einem Medikament ist der Name der Herstellerfirma.

Wichtig: Homöopathische Tropfen oder Tabletten müssen lange im Mund behalten und mit der Zunge in die Schleimhäute gerieben werden, Dragées hingegen werden unzerkaut geschluckt.

Akute Beschwerden benötigen normalerweise keine Langzeitbehandlung, chronische Erkrankungen oder wiederkehrende Leiden müssen dagegen über eine längere Zeitdauer behandelt werden.

Teil 1

Krankheiten und Beschwerden mit Therapievorschlägen

Kranksein ist unangenehm,
manchmal sogar schlimm,
doch gefährlicher als eine
Krankheit ist die fortwährende
Beschäftigung mit ihr.

Bernd Jürgens

Abmagerung

Bei Abmagerung, Schwäche und Hinfälligkeit, unter Umständen verbunden mit Angst bis zur Todesfurcht, hat sich das homöopathische Mittel

(H) **Arsenicum album D 6, Dil.** (DHU)

sehr gut bewährt. Man nimmt davon 2mal täglich, morgens und abends, 10 Tropfen auf die Zunge, hält das Medikament lange im Munde und verteilt es mit der Zunge auf der Mundschleimhaut. Gleichzeitig ist die unter → *Altersschwäche* angeführte Rezeptur einzunehmen.

Zur schnelleren Gewichtszunahme kann man zusätzlich 20 süße **Mandeln** täglich, über den Tag verteilt, gut zerkaut essen. Auch naturreine, schwarze Melasse als Brotaufstrich bewährt sich gut. Ist die Erschöpfung dominierend, empfiehlt sich außerdem die → *Honigkur* (siehe Teil 2).

Siehe auch unter → *Altersschwäche*.

Abszeß

Eine **Sauerteigauflage** aus ungebleichtem Weizenmehl weicht das Geschwür auf, dringt in das Gewebe ein und zieht den Eiter heraus.

Ist der Abszeß stark gerötet und sehr heiß, legt man besser den folgenden Brei auf: Man mischt ungebleichtes Weizenmehl mit Wasser zu einer dünnflüssigen Masse und kocht sie auf. Danach rührt man 1/2 Raumteil guten Honig ein und legt diesen Brei so warm wie möglich auf den Abszeß.

Eitrige Geschwüre lassen sich auch sehr gut mit homöopathischen Mitteln behandeln.

Benötigt werden

(H) **Hepar sulfuris D 4, Tabl.** (DHU) und
(H) **Myristica sebifera D 2, Tabl.** (DHU),

wovon in der ersten Stunde alle 15 Minuten und in der zweiten Stunde alle 30 Minuten jeweils 1 Tablette von jedem Mittel gleichzeitig gelutscht wird. Danach nur noch 3mal täglich je 1 Tablette. Beide Mittel sind stark entzündungshemmend und bringen akute wie subakute Eiterungen schnell zur Einschmelzung.

Möchte man statt dessen das Geschwür noch vor der Eiterung verteilen, so hilft

(H) **Hepar sulfuris, D 12, Tabl.** (DHU).

Davon nimmt man am ersten Tag morgens und abends, dann täglich 1 Tablette. Auch hierbei wird das Mittel gelutscht und lange im Munde behalten.

Eine andere sehr wirksame Methode ist die Behandlung mit Eisenkraut, die auch noch nach der Öffnung des Geschwürs schnell Heilung bringt.

Aus der Apotheke besorgt man sich das gestoßene **Eisenkraut** *(Herba Verbenae)* und füllt es in einen entsprechend großen oder kleinen Mullbeutel, kocht es kurz ab, drückt zwischen Topfdeckeln das Wasser leicht aus, bedeckt die erkrankte Stelle mit einem Stück dünnem Leinen und legt den inzwischen etwas abgekühlten Kräuterbeutel darauf. Das Kraut nie direkt auf die Haut legen, sondern die eiternde Stelle vorher immer mit etwas Leinen abdecken! Den Kräuterbeutel fixiert man mit einer Mullbinde und erneuert ihn, sobald er zu trocknen beginnt.

Auch chronisch eiternde Wunden, Brustdrüsen- und Schweiß-

drüsenabszesse, Karbunkel und Nagelbettvereiterungen lassen sich mit dieser Methode erfolgreich behandeln.
Siehe auch unter → *Eiterungen.*

Akne

Obwohl es bei der Akne verschiedene Ursachen und Erscheinungsformen gibt, sollte man einen Versuch machen mit

(H) **Psorinoheel, Liq.** (Heel),
um 8 Uhr und um 16 Uhr je 10 Tropfen,

(H) **Cruroheel-Tabl.** (Heel),
um 10 Uhr und um 18 Uhr je 1 Tablette,

(H) **Arsuraneel-Tabl.** (Heel),
um 12 Uhr und um 20 Uhr je 1 Tablette.

Die Tabletten werden gelutscht. Es darf 20 Minuten vor der Einnahme und 20 Minuten danach weder etwas gegessen noch etwas getrunken werden. Die Behandlung muß mindestens während 2 bis 3 Monaten durchgeführt werden.
Eine weitere erprobte Kur schreibt vor, daß täglich 1 Liter **Brennesseltee** (möglichst aus frischen Pflanzen) in Schlucken, über den Tag verteilt, getrunken werden soll. Der Tee wird in einer Thermosflasche warm gehalten.
Zur äußerlichen Anwendung eignet sich **Krenessig.** Man wäscht reichlich Kren (Meerrettich), trocknet ihn ab und reibt ihn fein, und zwar so viel, daß man eine Literflasche damit zu 3/4 füllen kann. Dann gießt man die Flasche mit naturreinem **Apfelessig** (Reformhaus) voll, verschließt sie und stellt sie an einen warmen

Platz. Nach 10 Tagen gießt man den Krenessig über ein feines Sieb ab. Nun wird das Gesicht oder nur die von Akne befallene Hautpartie reichlich mit warmem Wasser angefeuchtet, um die Haut aufzuweichen, und anschließend mit dem Krenessig mehrfach betupft. Nach 15 Minuten macht man mit warmem Wasser ein Gesichtsbad von etwa 3 Minuten und spült die Haut danach mit kaltem Wasser ab.

Eine andere wirkungsvolle Therapie läßt sich mit **Heidelbeerblätter-Tee**, dreimal täglich eine Tasse (oder mit einem Fertigpräparat aus der Apotheke), und **Eigenblut-Injektionen** (siehe Teil 3) durchführen. Dazu müssen noch dreimal täglich 2 Tabletten

(B) **Zinkorotat 20** (Ursapharm)

unzerkaut eingenommen werden. Hierbei sind auch Waschungen des Gesichts mit

(B) **Brottrunk** (Kanne)

notwendig. Mit diesem Heiltrank, den es im Reformhaus, zum Teil auch beim Bäcker oder im Supermarkt gibt, wird das Gesicht mehrmals am Tage reichlich angefeuchtet und abgerieben. Vor dem Schlafengehen tränkt man mit ihm einen Waschlappen und bedeckt damit für 15 Minuten die befallenen Stellen des Gesichts. Danach nicht abwaschen.

Akne-Pusteln reifen schnell, wenn man sie abends mit einem luftundurchlässigen Pflaster überklebt. So können sie morgens leicht ausgedrückt werden.

Scharfe Gewürze und stark gesalzene Speisen sind zu meiden. Siehe auch unter → *Hautleiden*.

Alkoholismus

Alkoholismus bekämpft man erfolgreich mit großen Mengen **Honig**. Innerhalb einer Zeitspanne von 3mal 20 Minuten nimmt man 3mal je 6 gehäufte Teelöffel Honig. Während 2 Tagen wiederholt man diese Einnahme alle 3 Stunden. Gleichzeitig schluckt man folgende vom Apotheker hergestellte homöopathische Mischung (alle Einzelmittel DHU):

Rp.
(H) **Acidum sulfuricum D 6, Dil.**
(H) **Jodum D 6, Dil.**
(H) **Nux vomica D 4, Dil.**
(H) **Sulfur D 6, Dil.**
(H) **Aurum metallicum D 8, Dil.** āā 10,0

M. D. S.: 2mal täglich, vormittags und nachmittags, je 10 Tropfen auf die Zunge geben und die Flüssigkeit lange im Munde behalten. Man beginnt mit der Einnahme dieser Tropfen schon 1 Woche vor Beginn der Honigbehandlung und benötigt insgesamt 2 Flaschen.

Allergien

Millionen Menschen (allein in Deutschland ca. 25 Millionen) leiden an Allergien. Da die Auslöser (Umweltgifte, Lärm, Pollen, Tierhaare, Hausstaub, Konservierungs- oder Farbstoffe usw.) sehr vielfältig sind, wird es nie eine Einheitstherapie geben. Trotzdem besteht die Hoffnung, sich mit den folgenden harmlosen Methoden Linderung oder Heilung zu verschaffen.

Knoblauch ist ein leider viel zuwenig bekanntes Mittel gegen Allergien. Wenigstens 2 frische Zehen sollte man über den Tag verteilt verzehren.

Einige natürliche Präparate und Eigenblut gehören mit zur folgenden Therapie:

(H) **Galphimia D 4, Dil.** (DHU),
wovon 3- bis 4mal täglich 7 Tropfen direkt auf die Zunge zu träufeln sind (lange im Mund behalten).

Dazu nimmt man 3mal täglich 2 Dragées
(B) **Wobenzym-N-Drg.** (Mucos GmbH),

1mal täglich 1 Tablette
(B) **Cal-C-Vita-Brausetabletten** (Roche)

und 1mal täglich 2 Lutschtabletten
(B) **Biomagnesin** (Madaus).

Als Umstimmungstherapie läßt man sich dazu von einem mit der Eigenblutbehandlung erfahrenen Arzt oder Heilpraktiker eine Serie **Eigenblut** (Anwendung siehe Teil 3) spritzen.

Die Druckmassage zweier **Akupressurpunkte,** die genau in der Mitte und einen Fingerbreit unter dem rechten und linken Schlüsselbein liegen, verbessert wesentlich den Therapieerfolg. Fünfmal täglich sollte man diese Punkte massieren (siehe auch unter → *Heuschnupfen*).

Alpdrücken

Trinkt man des Abends **Holundersaft** oder **Holunderwein**, so wird man sicher nachts nicht durch Alpdrücken geplagt. Auch die Schlaflosigkeit wird damit beseitigt.
Siehe auch unter → *Träume*.

Altersflecken

Siehe unter → *Hautpigmente*.

Altersjucken

Dieses Jucken tritt nur im Alter auf, vor allem nachts, so daß der Schlaf empfindlich gestört werden kann. Es wäre nun falsch, deswegen Schlafmittel zu nehmen, da die darin enthaltenen Barbiturate ebenfalls Juckreiz hervorrufen.
Das Altersjucken kann viele Ursachen haben (Stoffwechselstörungen, Gicht, Erkrankungen der Leber, der Nieren, des Magen-Darm-Traktes, Zuckerkrankheit usw.), weshalb auch die Therapie vielseitig sein muß. Vor allem sollte der Darm täglich entleert werden. Man wendet dazu, wenn nötig, biologische Mittel an (siehe unter → *Abführmittel* in Teil 2). Auch die Nierenfunktion und die Entgiftung über die Nieren ist anzuregen. Zu diesem Zweck trinkt man 3mal täglich 1 Tasse.

Blasen-Nieren-Tee Uroflux (Nattermann).

Weiterhin ist eine Kostumstellung auf Obst und Gemüse in jeder Form und auf Vollkornbrot notwendig. Dazu trinkt man täglich morgens und abends je 1 Tasse

Haut- und Blutreinigungstee (Infirmarius-Rovit).

Überhaupt ist es wichtig, dem Körper reichlich Flüssigkeit zuzuführen, um ihm die Möglichkeit zu geben, die ständig anfallenden Stoffwechselgifte auszuspülen. Kalte Ganzwaschungen am Morgen, Trockenbürsten am Abend sowie schwache Sonnenbäder sind ebenfalls wichtig für die Körper- und Gesundheitspflege. An Medikamenten nimmt man

(H) **Dolichos-Plantaplex-Tabl.** (Steigerwald),

von denen man 3mal täglich, 1/2 Stunde vor dem Essen, 1 Tablette lutscht, und das folgende Gemisch, vom Apotheker anzufertigen (alle Mittel DHU):

Rp.
(H) **Croton D 6, Dil.**
(H) **Dolichos D 3, Dil.**
(H) **Staphisagria D 6, Dil.**
(H) **Sulfur D 6, Dil.**
(H) **Urtica D 4, Dil.** āā 10,0

M. D. S.: Morgens und abends, 1 Stunde nach dem Essen, je 10 Tropfen auf die Zunge geben und lange im Munde behalten.

Auch **Ehrenpreistee** *(Herba Veronicae)* wirkt rasch: Davon werden täglich 3 bis 4 Tassen, über den ganzen Tag verteilt, schluckweise getrunken. Pro Tasse 1 gehäuften Teelöffel des Krauts mit kochendem Wasser überbrühen und nach 5 Minuten abgießen. Siehe auch unter → *Hautjucken*.

Altersschwäche

Altersschwäche läßt sich gut mit dem **Samen vom Bockshorn-klee** *(Semen Foeni graeci)* beheben.
Man mischt 2 Teelöffel gehäuft voll Samenpulver mit 1 Teelöffel Butter und 1 Teelöffel Honig und nimmt diese Menge 1mal am Vormittag, 1mal am Nachmittag und 1mal kurz vor dem Schlafengehen ein. Diese Behandlung wird ergänzt durch das Medikament

(H) **China-Homaccord, Liq.** (Heel),

von dem man 3mal täglich, 1/2 Stunde nach dem Essen, 10 Tropfen auf die Zunge gibt und sie lange im Munde behält.
Dieses Rezept hilft auch bei → *Abmagerung*, chronischer Magerkeit und bei Krebskachexie.

Angina

Siehe unter → *Hals-, Rachen-, Kehlkopfkatarrh.*

Angstzustände

Angstzustände lassen sich meist mit dieser homöopathischen Mixtur beseitigen (alle Einzelmittel DHU):

Rp.
(H) **Veratrum album D 4, Dil.**
(H) **Spigelia D 3, Dil.**
(H) **Tabacum D 4, Dil.**
(H) **Kalium carbonicum D 3, Dil.**
(H) **Pulsatilla D 4, Dil.** āā 10,0

M. D. S.: 3mal täglich 15 Tropfen auf die Zunge 1/2 Stunde vor dem Essen. Dazu nimmt man noch

Rp.
(H) **Argentum nitricum D 12, Dil.**
(H) **Lachesis D 12, Dil.** āā 10,0

M. D. S.: Abends vor dem Schlafengehen 12 Tropfen auf die Zunge nehmen (alle Tropfen von DHU).

Appetitlosigkeit

Der Appetit kommt wieder, wenn man

(H) **Abrotanum D 1, Dil.** (DHU)

nimmt, und zwar 3mal täglich, 1/2 Stunde vor dem Essen, 10 Tropfen auf die Zunge. Diese Therapie spricht bei Kindern außerge-

wöhnlich gut an, besonders dann, wenn sie schwach und abgemagert sind.

Liegt der Appetitlosigkeit eine ungenügende Säfteproduktion des
Magens zugrunde, benötigt man zusätzlich, etwa 5 Minuten vor
dem Essen, 3mal am Tag 20 Tropfen

(B) **Ventrimarin, Liq.** (Steigerwald) oder
(B) **Bittere Magentropfen** (Dr. Kovar) mit wenig Wasser.

Die Appetitlosigkeit läßt sich aber auch mit **Knoblauch** beheben, indem man täglich 1 frische Zehe zerkleinert unter die
bereits tellerfertigen Speisen mischt oder 3mal täglich 6 Tropfen
→ *Knoblauchsaft* (siehe Teil 2) vor den Mahlzeiten einnimmt.
Auch → *Wermuttinktur* regt den Appetit an (siehe Teil 2).

Arterienverkalkung

Die Arteriosklerose läßt sich leichter verhindern als behandeln.
Es genügt zum Beispiel schon der tägliche Genuß von rohem
Knoblauch, um eine Verkalkung zu verhüten. Damit verbessert
man gleichzeitig auch die Durchblutung.

Je 1 **roher Apfel** am Vormittag und am Nachmittag schützt
ebenfalls vor Arteriosklerose. Auch rohes **Sauerkraut** wirkt.
Allerdings muß man davon täglich 1 Pfund, über den Tag verteilt,
essen und öfters eine Kur von 6 Wochen machen.

Bei bereits vorhandener Arterienverkalkung hilft folgende Therapie:

(B) **Wobenzym-N-Drg.** (Mucos GmbH),
3mal täglich 2 Dragées unzerkaut 1 Stunde vor den Hauptmahlzeiten einnehmen.

(H) **Barijodeel-Tabl.** (Heel),

morgens und abends, 1/2 Stunde vor dem Essen, 1 Tablette lutschen.

(B) **Magnerot-Tabl.** (Wörwag),

mittags und abends je 1 Tablette unzerkaut während des Essens schlucken.

(B) **Lipostabil 500-flüssig** (Nattermann),

3mal täglich 2 Teelöffel unverdünnt nach dem Essen nehmen.

(B) **Aescorin-Liq.** (Steigerwald),

3mal täglich 25 Tropfen in etwas Wasser, *1 Stunde nach dem Essen* (nicht wie auf der Packung angegeben), zu sich nehmen.

Zur Kur gehört auch der Verzicht auf Alkohol und Nikotin, auf alles Zuckerhaltige sowie auf alles vom Schwein Zubereitete. Der tägliche Genuß von roher Zwiebel und rohem Knoblauch ist ebenso notwendig wie reichlich rohe Äpfel und frisches Gemüse.

Zu Beginn der Behandlung sollte eine → *Weizenschleimkur* (siehe Teil 2) gemacht werden. Ein altes Hausmittel gegen Arterienverkalkung bereitet man aus **Faulbaumrinde** *(Cortex Frangulae)* zu, die man in naturreinem Apfelmost 1mal kurz aufkocht, den Tee sofort abgießt und schluckweise trinkt. 10 Gramm Rinde für 1/2 Liter Saft ergeben die Tagesdosis.

Siehe auch das Teerezept unter → *Arterienverkalkung* in Teil 4 und unter → *Knoblauchsaft* in Teil 2.

Arthritis

Wer schon längere Zeit unter dieser Erkrankung eines oder mehrerer Gelenke leidet, hat gewiß reichlich »medizinische Erfahrungen« gesammelt und weiß, daß die Heilung nicht ganz so einfach ist. Dennoch kann sich der Kranke auch hierbei selbst recht gut helfen und sogar die Krankheit zur Ausheilung bringen. Dafür ist allerdings eine vielseitige Kur vonnöten, die gewissenhaft und geduldig, auch nach Beschwerdefreiheit, durchgeführt wird. Voraussetzung für eine erfolgreiche Behandlung ist der völlige Verzicht auf Zucker und alles, was damit oder daraus hergestellt wird. Honig und Süßstoff sind erlaubt. Therapie:

Zinnkraut *(Herba Equiseti)*,
1 gehäuften Teelöffel pro Tasse aufgießen und 1mal kurz aufkochen lassen; am Morgen nüchtern, etwa 40 bis 45 Minuten vor dem Frühstück, langsam und schluckweise trinken.

(H) **Colchicum-Plantaplex-Tabl.** (Steigerwald),
3mal täglich, etwa 1/2 Stunde vor den Mahlzeiten, 1 Tablette lutschen.

(H) **Rhus-tox.-Plantaplex-Tabl.** (Steigerwald),
3mal täglich, etwa 1 Stunde nach den Mahlzeiten, 1 Tablette lutschen.

Rheuma-Gicht-Tee (Infirmarius-Rovit),
3mal täglich 1 Tasse aufgießen und, über den Tag verteilt, schluckweise trinken.

Apfelessig (Reformhaus),
6 Teelöffel Apfelessig in 1 Glas abgekochtes, bereits abgekühltes Wasser geben und 2 Teelöffel Honig einrühren; dieses Ge-

tränk 3mal täglich zu jeder Hauptmahlzeit langsam, in kleinen Schlucken trinken.

(B) **Bruder Fridolins Edelkräuter-Salbe** (Dr. Kovar),
alle erkrankten Gelenke und deren Umgebung morgens und abends vor dem Schlafengehen einreiben (vorheriges Hautbürsten erhöht die Wirkung erheblich). Ein eventueller Hautausschlag ist wünschenswert. Hände stets gründlich reinigen!

Eine große Heilwirkung haben **Packungen mit Farnkrautwurzeln** auf das erkrankte Gelenk (siehe bei → *Rheumatismus*). Auch 3mal täglich 2 Dragées

(B) **Wobenzym-N-Drg.** (Mucos GmbH)

beschleunigen erheblich die Ausheilung. Bei Arthritis und Arthrosis sollte dem Körper unbedingt das Spurenelement **Kupfer** zugeführt werden. Es ist u. a. enthalten in Forelle, Rettich, Quark, Erdbeeren und Pfifferlingen. Man kann dieses Element auch in Dragéeform nehmen, und zwar 3mal täglich 1 Dragée

(B) **Kupferorotat** (Ursapharm)

unzerkaut während des Essens über ca. 3 Monate.
Bei gewissenhafter Durchführung dieser Kur werden bereits nach wenigen Tagen die Schmerzen nachlassen, und die Bewegungsfähigkeit wird sich verbessern.
Siehe auch unter → *Rheumatismus* und unter → *Gelenke*.

Asthma bronchiale

Eine risikolose und billige Kur, die in vielen Fällen zu einem Dauererfolg führt, ist die folgende: Man stellt seine Ernährung gänzlich auf rohe und gekochte Pflanzenkost um und ißt zudem täglich, über den Tag verteilt, 1/2 Kilogramm rohes **Faßsauerkraut**, dem man 1 rohe Zwiebel und 1 Zehe Knoblauch, gut zerkleinert, zusetzt. Die Wirkung wird gesteigert, wenn dem Sauerkraut noch 1 Prise **Anispulver** (Apotheke) beigemischt wird. Dazu trinkt man folgenden vom Apotheker hergestellten Tee:

Rp.
15,0 g **Gartenthymian** *(Herba Thymi)*
10,0 g **Fenchel** *(Semen Foeniculi)*
 8,0 g **Gundelrebe** *(Herba Hederae terrestris)*
 8,0 g **Spitzwegerich** *(Folia Plantaginis)*
 3,0 g **Huflattich** *(Flores Farfarae)*
 3,0 g **Wacholderbeeren** *(Fructus Juniperi)*
 2,0 g **Schöllkraut** *(Herba Chelidonii)*
 1,0 g **Wasserfenchel** *(Fructus Phellandrii)*

M. f. spec.: Von diesem Gemisch nimmt man 1 gehäuften Teelöffel pro Tasse, übergießt ihn mit kochendem Wasser und läßt ihn 15 Minuten ziehen. Nach dem Abgießen wartet man, bis der Tee mundwarm ist, fügt 1 Teelöffel Honig bei und trinkt ihn 3mal täglich schluckweise. Außerdem kaut man 1mal täglich 1 Stück Honigwabe (Bienenwaben) in der Größe einer Briefmarke etwa 20 Minuten lang (dann ausspucken).

Große Erleichterung beim Bronchialasthma bringt auch geriebener, mit reichlich Honig vermischter **Meerrettich**, von dem man abends vor dem Schlafengehen 1 Teelöffel voll nimmt. Ergänzt wird die Therapie durch die → *Honigkur* (siehe Teil 2).

Es wird empfohlen, jeder Hauptmahlzeit 1 Eßlöffel **Maisöl** zuzusetzen. Auch **Heublumenauflagen** (siehe unter → *Heublumensack* in Teil 2) lindern das Leiden.

Ein anderes Hausmittel ist **Karottenmus**, das das Leiden sehr lindern kann. Man bürstet dazu einige Karotten (Möhren) unter fließendem Wasser sauber (nicht schälen) und schneidet sie dann in kleine Stücke, die in wenig Wasser weich gekocht werden. Dann wird alles durch ein Sieb passiert und nach Abkühlung mit gutem Honig leicht gesüßt und vor dem Schlafen gegessen. Der Brei muß aber immer wieder frisch zubereitet werden.

Auch das in **Zwiebeln** enthaltene Thiosulfinat in Form von Zwiebelpreßsaft oder 2 Tassen starken Kaffees helfen beim Asthmaanfall genauso gut wie die verschriebenen Medikamente, weil das im Kaffee enthaltene Koffein chemisch dem Asthmamittel Theophyllin entspricht.

Augenlider geschwollen

Eine schnelle Besserung erzielt man mit einer **Kartoffelauflage**. Dazu wird aus einer *rohen* Kartoffel ein Mus hergestellt, das man auf Mullstreifen ca. 2 Millimeter dick aufstreicht und auf die geschlossenen Augen auflegt. Beide Kompressen bleiben 15 Minuten liegen und werden einige Male wiederholt (siehe auch unter → *Gerstenkorn*).

Augenreizung, Augenrötung

1 Tropfen **Rizinusöl**, in das kranke Auge geträufelt, schafft sofort Erleichterung. Bei akuten entzündlichen Erkrankungen des Auges lutscht man jede Stunde abwechselnd 1 Tablette

(H) **Oculoheel-Tabl.** (Heel) und
(H) **Euphrasia-Plantaplex-Tabl.** (Steigerwald).

Bei allen Augenerkrankungen ist jedoch eine augenärztliche Kontrolle empfehlenswert.

Augenschleimhaut-Entzündung

Bei Entzündungen, Übermüdung, Trockenheit oder Tränen der Augen haben sich

(H) **Augentropfen Nr. 1** (CH: Similasan AG, D: Marka GmbH)

bewährt. Diese Tropfen sind auch für Kleinkinder geeignet. Man gibt mehrmals täglich 1 bis 2 Tropfen in die äußeren Winkel jedes Auges.
Siehe unter → *Schleimhautstörungen.*

Augentränen, Augentriefen

Meist klagen nur ältere Leute über tränende oder triefende Augen. Ihnen kann gut und schnell geholfen werden. Es ist weiter nichts nötig als Apfelessig und 20 Kubikzentimeter **Lugolsche Lösung** (eine Kalium-Jod-Lösung, die der Apotheker herstellt). Mit 2 Teelöffel Apfelessig, 1 Tropfen Lugolscher Lösung und 1 Glas Wasser fertigt man ein Getränk an, das man morgens zum Frühstück langsam und schluckweise trinkt. Mittags und abends fügt man dem Essigwasser statt der Lugolschen Lösung 2 Teelöffel Honig bei. Nach etwa 3 bis 4 Wochen ist das lästige Tränen vorbei. Um ein erneutes Auftreten zu verhindern, sollte man dieses Getränk über einige Wochen hinweg mindestens 2mal wöchentlich nehmen.

Augenwimpern, Augenbrauen

Wimpern und Brauen werden dichter und länger, wenn sie montags, mittwochs und freitags vor dem Schlafengehen mit **Rizinusöl** bestrichen werden.

Bauchtyphus (meldepflichtig)

Bei dieser Erkrankung sollte immer ein Arzt hinzugezogen werden. Aber auch natürliche Methoden helfen hierbei.

Ein bewährtes Mittel gegen den Bauchtyphus ist ein Konzentrat aus gekochten **Heidelbeeren**, wovon man täglich 6mal 1/4 Liter zu sich nimmt. Auch rohes **Faßsauerkraut** ist in der Lage, die Typhusbakterien zu vernichten. Man muß dazu 1/2 bis 1 Kilo Sauerkraut in vielen kleinen Portionen, über den Tag verteilt, essen.

Auch die → *Apfelkur* zur Darmreinigung in Teil 2 ist zu beachten.

Bettnässen

Gegen Bettnässen der Kinder und der alten Leute hilft ein Teegemisch aus

Zinnkraut *(Herba Equiseti)* und
Johanniskraut *(Herba Hyperici)* āā 25,0,

von dem man pro Tasse 1 gehäuften Teelöffel aufgießt. Man trinkt am Vormittag und am Nachmittag jeweils 1 Tasse schluckweise (wenn möglich, über 3 Stunden verteilt). Abends nimmt man trockene Kost zu sich und vor dem Schlafengehen noch 1 Teelöffel naturreinen Honig.

Siehe auch unter → *Johanniskrautöl* in Teil 2.

Bettnässen kann auch ein Alarmsignal der Seele sein, wenn zum Beispiel ein Kind mit schweren Problemen nicht fertig wird oder sich vernachlässigt fühlt.

Bienen- und Wespenstiche

Stiche von Bienen und Wespen können, besonders wenn Mund und Lippen, Nase und Gesicht betroffen sind, recht schmerzhaft und unter Umständen auch gefährlich sein. Deshalb sollte man die folgenden Mittel, die nicht kostspielig und verschlossen nahezu unbegrenzt haltbar sind, am besten stets griffbereit im Hause haben:

(H) **Ledum D 2, Dil.** 10,0 (DHU) und
(H) **Apis D 3, Dil.** 10,0 (DHU).

Davon gibt man abwechselnd alle 5 bis 10 Minuten 5 Tropfen auf die Zunge (lange im Munde behalten und mit der Zunge verteilen) und träufelt im gleichen Wechsel jeweils 1 Tropfen auf die Stichstelle (die Flüssigkeit eintrocknen lassen). Zusätzlich nimmt man einige Male 1 Tablette

Calcium-Sandoz-forte-Brausetabletten (Sandoz)

in 1 Glas Wasser.
Auch frischgepreßter, auf die Stichstelle geträufelter **Zwiebelsaft** lindert schnell den Schmerz.
Achtung: Stiche von Bienen oder Wespen in Zunge, Mund oder Hals können durch starke Schwellung zu einer Beeinträchtigung der Atmung und eventuell zum Erstickungstod führen. Deshalb sofort den nächsten Arzt aufsuchen.
Siehe auch unter → *Insektenstiche.*

Blähungen

Blähungen lassen sich mit feingemahlenem **Kümmel** und **Koriander**, die man gut vermischt in einem luftdicht verschlossenen Glas aufbewahrt, beseitigen. Man nimmt davon nach jeder Mahlzeit etwa 1/2 Teelöffel in wenig Wasser.

Auch **Kümmeltee** ist sehr wirksam. Dafür übergießt man 1 Eßlöffel gestrichen voll Kümmel mit 1 Tasse kochendem Wasser und läßt den Aufguß etwa 20 Minuten ziehen. Bei auftretenden Blähungen trinkt man 1 bis 2 Tassen dieses Tees.

Das homöopathische Mittel

(H) **Momordica-Trpf.** (Infirmarius-Rovit)

hat sich bei Blähungen sehr bewährt. Für Säuglinge und Kleinkinder verwendet man das Mittel

(B) **Carminativum-Hetterich** (Galenika),

besonders wenn zudem Verstopfung und Appetitlosigkeit vorliegen. Säuglinge erhalten je nach Alter 5 bis 10 Tropfen pro Flasche, in hartnäckigen Fällen unterstützt man das Medikament mit einer → *Leibauflage* (siehe Teil 2). Kinder erhalten 3mal täglich 15 bis 20 Tropfen in etwas Flüssigkeit während des Essens.

Blutarmut, Bleichsucht

Blutarmut und Bleichsucht behandelt man am besten mit der → *Honigkur* (siehe Teil 2). Zusätzlich 3mal täglich 25 Tropfen

(B) **Aleukon** (Steigerwald) in etwas Flüssigkeit.

Auch rohes **Sauerkraut**, pro Tag etwa 1 Pfund in kleinen Portionen genossen, hat einen äußerst positiven Einfluß auf die Blutneubildung, vgl. → *Eisenmangel*.

Blutdruck-Veränderungen

Bei zu hohem Blutdruck werden reichlich rohe **Zwiebeln** und täglich 1 Zehe **Knoblauch** (roh), auf die Mahlzeiten verteilt, gegessen. Dazu sind kalte → *Fußbäder* (siehe Teil 2) angebracht. Auch → *Knoblauchsaft* (siehe Teil 2) wirkt blutdruckregulierend.
Als Medikament läßt man sich vom Apotheker die nachfolgende homöopathische Mischung anfertigen (alle Mittel DHU):

Rp.
(H) **Apocynum D 2, Dil.**
(H) **Viscum album D 2, Dil.**
(H) **Rauwolfia serpentina D 2, Dil.**
(H) **Barium jodatum D 4, Dil.**
(H) **Crataegus D 2, Dil.** āā 10,0

M. D. S.: 3mal täglich, 1/2 Stunde vor dem Essen, 15 Tropfen auf die Zunge geben.

Diese Lösung sollte über eine längere Zeit, auch nach der Besserung, eingenommen werden. Diätetisch ist es angebracht, auf viel frisches Obst und Gemüse, auf Fisch und eine salzarme Kost umzustellen. Ferner ißt man nach jeder Mahlzeit 1 Eßlöffel guten Honig.

Eine Therapie mit **Eigenblut** (siehe Teil 3, Eigenblutbehandlung) hat in vielen Fällen zur Normalisierung des Blutdrucks geführt. Es hat sich bewährt, bei diesen Fällen ab dem 27. Tag größere Mengen Blut zu reinjizieren, etwa 20, 30 und 40 ml in 10tägigem Abstand. Empfohlen wird dazu eine kaliumreiche Kost (Nüsse, Hülsenfrüchte, Kartoffeln, Obst, Milch, Vollkornbrot, Bananen).

Auch mit **Akupressur** (siehe Teil 3) läßt sich der Blutdruck beeinflussen.

Bei zu niedrigem Blutdruck trinkt man täglich, 1/2 Stunde vor den Hauptmahlzeiten, 1/2 Glas frischen Möhrensaft mit 5 Tropfen Maisöl und ißt morgens ein salziges Frühstück oder trinkt eine salzige Brühe.

Bienenpollen fördern den Blutdruck ebenso wie Rotwein. Am besten eignen sich die Rotweine aus Spätburgunder-, Trollinger- und Portugiesertrauben, die leichten Burgunder- oder die jungen Beaujolaisweine. Man trinkt etwa 2 Glas zu den Hauptmahlzeiten.

Wichtig ist die reichliche Zufuhr von Flüssigkeit. Dazu gehört auch die Einnahme eines Tees, der aus drei verschiedenen Drogen besteht:

Rp.

30,0 g **Mistel** *(Herba Visci)*

20,0 g **Schafgarbe** *(Herba Millefolii)*

10,0 g **Rosmarin** *(Folia Rosmarini)*

M. f. spec.: 4mal täglich 1 Teelöffel pro Tasse aufgießen.

Diese Maßnahmen werden durch die Einnahme von 3mal täglich 15 Tropfen

(H) **Camphora-Trpf.** (Infirmarius-Rovit)

unterstützt. Die Tropfen nimmt man 1/2 Stunde nach dem Essen auf die Zunge und verreibt sie im Munde. Auch die → *Honigkur* bringt den Kreislauf wieder in Ordnung (siehe Teil 2).

Bluterbrechen

Unschätzbare Dienste bei Bluterbrechen und bei allen anderen Blutungen leistet **Zinnkraut** *(Herba Equiseti)*. Pro Tasse übergießt man 1 gehäuften Teelöffel mit kochendem Wasser und läßt das Gemisch nochmals kurz aufkochen. Der Tee sollte danach 10 Minuten ziehen. Davon werden täglich 4 Tassen schluckweise getrunken. Zur Feststellung der Ursache muß auf alle Fälle ein Arzt hinzugezogen werden.

Blutfett

Ist der Blutfettspiegel erhöht, so kann man ihn mit **Möhren** senken. Es genügt, morgens, mittags und abends je 1 frische, große Möhre zu essen.

Blutungen

Blutungen, wie sie bei Verletzungen, bestimmten Magen-Darm-Erkrankungen, Nasenbluten oder bei Krankheiten der Atemwege und bei zu starker Menstruation vorkommen, lassen sich mit **Apfelessig** stillen und regulieren. Man trinkt dafür 6mal täglich 1 Glas Wasser mit 2 Teelöffel Apfelessig.

Bei der Hämophilie (Bluterkrankheit) lohnt sich immer ein Versuch mit dieser Methode, nur daß man dem Essigwasser noch 2 Teelöffel **Honig** beifügt.

Auch **Zinnkrauttee,** 1 Teelöffel pro Tasse Wasser kurz aufgekocht, kann eine Blutung bald zum Stillstand bringen. Bei allgemeinen Blutungsneigungen, kapillaren Sickerblutungen und blutenden Varizen hilft hervorragend

(H) **Cinnamomum-Homaccord** (Heel).

Von diesem Präparat nimmt man – wenn es sich um ältere Schäden handelt – 3mal täglich 10 Tropfen auf die Zunge, bei initialen Blutungen hingegen sind alle 15 Minuten 10 Tropfen bis zum Stillstand der Blutung nötig.

Brandblasen, Brandwunden

Brandblasen und -wunden können sehr schmerzhaft sein, wenn sie nicht richtig behandelt werden. Sofort nach dem Verbrennen sollte man Eis auf die Brandwunde legen. Damit läßt sich unter Umständen die Bildung der Brandblase verhindern. Den Schmerz nimmt eine **Kalkbreiauflage** in 1 bis 2 Minuten.

Da man nicht warten kann, bis der Kalk gelöscht ist, sollte man stets gelöschten Kalk vorrätig haben. Zu diesem Zweck besorgt man ein wenig ungelöschten Kalk (wie man ihn früher zum Anstreichen von Wänden und Bäumen verwendete) und übergießt ihn in einem festen Gefäß mit etwas Wasser. Kein Kunststoffgefäß verwenden! Beim Löschen des Kalks entsteht Hitze, die Kunststoff deformieren oder zerstören kann. Sobald der Kalk abgekühlt ist, wird er in ein verschließbares Glasgefäß gefüllt. Hier hält er sich jahrelang, wenn man das Eintrocknen durch Nachgießen von abgekochtem Wasser verhindert. Großflächige Verbrennungen gehören in klinische Behandlung.

Brandwunden lassen sich narbenlos verheilen, wenn man **Leinsamen** *(Semen lini)* in Rosenwasser aufweicht und auf die Wunde legt. Hat man kein Rosenwasser, so kocht man 3 Teelöffel *ganze* Leinsamenkörner in 6 Tassen Wasser so lange auf, bis sich ein sulziger Schleim gebildet hat, und seiht dann die Körner ab, um nur das schleimige Kochwasser zu verwenden. Mit diesem Kochwasser tränkt man ein sauberes leinenes Tuch, legt es warm auf die verbrannte Haut. Es darf nur Leinen verwendet werden! Die Auflagen erfolgen warm und werden, sobald sie trocken sind oder als unangenehm empfunden werden, erneuert.

Sind die Verbrennungsbeschwerden abgeklungen, hört man mit den Auflagen auf, behandelt die Hautwunde mit

(B) **Traumeel-S-Salbe** (Heel)

und bedeckt sie mit einem Mullverband. Gleiches läßt sich auch mit → *Johanniskraut-Öl* (siehe in Teil 2) machen.

Bronchitis, Husten, Verschleimung

Kein Mittel ist hierbei so zuverlässig, wirkungsvoll und preiswert wie selbsthergestellter **Zwiebelsirup**. Bei allen Erkältungskrankheiten der Atemwege wirkt Zwiebelsirup krampflösend auf die Bronchien und Bronchiolen sowie auf die Lungenblutgefäße. Er löst den Schleim, erleichtert den Auswurf, hemmt die Entzündung, lindert den Schmerz und ist keimtötend.

Man nimmt davon 6mal täglich, über den Tag verteilt, 1 Eßlöffel voll. Die Herstellung ist in Teil 2 unter → *Zwiebelsirup* zu finden.

Ebenfalls sehr gut bewährt hat sich der → *Bronchial- und Hustentee* (siehe Teil 4), der auch zusätzlich mit dem Zwiebelsirup getrunken werden kann. 20 Tropfen

(B) **Phytobronchin-Trpf.** (Steigerwald)

in den heißen Tee unterstützen die Wirkung wesentlich.

Ein bewährtes Mittel zur Bekämpfung des Hustens, besonders bei Kindern und dort, wo sich die Entzündung gern in die Bronchien hinabzieht, ist

(H) **Sticta-pulmonaria-Trpf.** (Infirmarius-Rovit).

3mal täglich 15 Tropfen auf die Zunge träufeln und lange im Munde behalten. Danach 1/2 Stunde lang keine Speisen und Getränke zu sich nehmen.

Äußerliche Anwendungen unterstützen den Heilungsprozeß erheblich. So kann man zum Beispiel 1 Eßlöffel **Rizinusöl** leicht erwärmen, 1/2 Eßlöffel gereinigtes **Terpentin** (beides in der Apotheke erhältlich) dazumischen und damit die Brust einreiben. Danach wird sie mit warmen Tüchern bedeckt. Auch → *Brustwickel* (siehe Teil 2) sind wirksam.

Bei Hustenreiz, der nachts nicht schlafen läßt, wendet man → *Zitronensirup* an (siehe Teil 2).

Mit einer Tasse **Huflattichtee** *(Flores Farfarae)* verschafft man sich angenehme Linderung. Man überbrüht dazu 1 gehäuften Teelöffel des Krauts mit kochendem Wasser und läßt es 10 Minuten ziehen. Nach Abkühlung auf Mundwärme fügt man 1 Teelöffel Honig zu und trinkt den Tee schluckweise.

Siehe auch unter → *Hustenreiz* und unter → *Lungenkrankheiten*.

Brustkrebs

Neben der klinischen Behandlung sollte unbedingt ein Versuch mit der → *Ringelblumensalbe* (siehe Teil 2) gemacht werden. Aus der Volksheilkunde ist bekannt, daß damit der Brustkrebs gelindert wird. Zusätzlich sind die unter → *Krebs* angeführten Maßnahmen anzuwenden, besonders die **Iscador-Injektionen** und die Einnahme von **Wobenzym-N-Drg.**

Siehe auch unter → *Drüsenkrebs* und unter → *Krebs*.

Cholesterin

Weil Walnüsse einen sehr hohen Anteil an mehrfach ungesättigten Fettsäuren enthalten, läßt sich durch den täglichen Verzehr von 5 bis 6 Walnüssen eine Senkung des Cholesterinspiegels erreichen.

Siehe auch unter → *Cholesterinsenkung* in Teil 2.

Diphtherie (meldepflichtig)

Obwohl die Diphtherie eine gefährliche Krankheit ist, die unbedingt von einem Arzt behandelt werden muß, soll doch eine Methode genannt werden, die dann noch hilft, wenn alle anderen Mittel versagen, und die in jedem Fall zusätzlich zu allen anderen therapeutischen Maßnahmen angewendet werden darf.

Es ist erwiesen, daß Diphtheriekranke durch **Honig** in wenigen Tagen frei von Diphtherieerregern werden. Die Behandlung ist sehr einfach. Man bestreicht 3mal täglich beide Gaumenmandeln und die befallenen Stellen des Rachens kräftig mit naturreinem Bienenhonig. Zusätzlich wird 3mal täglich flüssiger Honig in beide Nasenlöcher geträufelt. Gleichzeitig macht man um den Hals Honigumschläge. In etwa 2 Wochen heilt die Diphtherie ab. Honig, der nicht naturrein ist oder der in der Fabrik oder im Haushalt erhitzt wurde, besitzt nicht die keimtötende Wirkung!

Drüsenkrebs

Drüsenkrebs gehört unbedingt in klinische Behandlung. Es schadet aber keinesfalls und wird immer hilfreich sein, wenn man zusätzlich die folgende Kur anwendet. Man gibt frischen kleingehackten **Majoran** zu 3/4 in eine saubere Flasche, füllt mit reinem Olivenöl auf und stellt die Flasche in die Nähe des Ofens oder an die Sonne. Nach 12 Tagen wird das Öl abgegossen. Dann besorgt man sich frische **Spitzwegerichblätter** und zerreibt sie (ungewaschen) zwischen den Fingern. Nachdem man die bösartige Geschwulst mit dem Öl bestrichen hat, legt man die zerquetschten Blätter auf, bedeckt alles mit einem Stück Leinen und fixiert es mit Binden. Dies hat morgens und abends zu geschehen.

Wird die Behandlung konsequent durchgeführt, so stellt sich bald eine Besserung ein. Man sollte aber zusätzlich die unter → *Krebs* angeführten Maßnahmen anwenden.

Drüsenverhärtungen

Das Mittel der Wahl ist hier

(H) **Conium D 6, Dil.** (DHU),

von dem man morgens und abends 1/2 Stunde vor dem Essen je 10 Tropfen auf die Zunge nimmt (lange im Mund behalten). Siehe unter → *Geschwülste und Verhärtungen.*

Durchblutungsstörungen

Mit zunehmendem Alter verschlechtert sich häufig die Durchblutung des Gehirns, der Hände und der Beine. Vergeßlichkeit, Konzentrationsschwäche, Einschlafen der Glieder, Schwindel usw. machen das Leben schwer. Am bekanntesten ist die sogenannte Schaufensterkrankheit (Claudicatio intermittens), die den Betroffenen zwingt, wegen der in den Beinen auftretenden Schmerzen immer wieder (vor Schaufenstern) stehenzubleiben. Im schlimmsten Fall kommt es zu Amputationen der unteren Gliedmaßen. Doch mit einigen biologischen Medikamenten und etwas Geduld läßt sich in einem früheren Stadium meist noch Abhilfe schaffen. Hier die Rezeptur:

Rp.

(B) **Wobenzym-N-Drg.** (Mucos GmbH).
D. S.: 3mal täglich, 1 Stunde vor den Mahlzeiten, 3 Dragées unzerkaut.

(H) **Camphora-Trpf.** (Infirmarius Rovit).
D. S.: 3mal täglich 15 Tropfen auf die Zunge, 1/2 Stunde vor dem Essen (lange im Mund behalten).

(B) **Ginkobil-Drg.** (Ratiopharm).
D. S.: 3mal täglich, 20 bis 30 Minuten nach dem Essen, 1 Dragée unzerkaut schlucken.

(B) **Aescorin Liq.** (Steigerwald).
D. S.: 3mal täglich, 1 Stunde nach dem Essen *(nicht wie auf der Packung angegeben)* 25 Tropfen in etwas Wasser.

Das Geheimnis des Erfolges liegt auch hier in der Ausdauer. Brechen Sie die Therapie nicht zu früh ab.

Durchfall

Durchfall sollte nicht sofort mit Tabletten gestoppt werden. Besser ist ein Abführmittel, um den Darm gründlich von Erregern oder Schadstoffen und Giften zu reinigen.
Getrocknete und nur 1mal aufgekochte **Heidelbeeren** sind eine bewährte Arznei gegen Durchfälle jeder Art.
Schwarzer Tee zeigt ebenfalls eine gute Wirkung; noch besser ist **Limonade** mit etwas Traubenzucker und 1 Messerspitze Salz. Auch **Apfelessig** dient der Regulierung des Darms. Man trinkt zu jeder Mahlzeit, im Laufe des Vormittags, des Nachmittags

sowie vor dem Schlafengehen, in kleinen Schlucken 1 Glas
Wasser mit 2 Teelöffel Apfelessig. Dazu nimmt man

(H) **Rheum-Trpf.** (Infirmarius-Rovit),

und zwar im akuten Zustand stündlich 5 Tropfen und im chronischen Zustand 3mal täglich 10 Tropfen auf die Zunge (lange
im Mund behalten). Nach Besserung weiterhin 3mal täglich
10 Tropfen nehmen. Speisen und Getränke sind danach eine
1/2 Stunde lang zu meiden.

Man beachte die → *Apfelkur* zur Darmreinigung in Teil 2. Siehe
auch unter → *Ruhr* und → *Ruhrartige Erkrankungen.*

Eisenmangel

Mit einem alten Hausmittel, das vor allem in den östlichen Ländern sehr bekannt ist, läßt sich der Eisenhaushalt des Körpers leicht in Ordnung halten. Mit 10 eisernen Nägeln spickt man einen Apfel (keine verzinkten Nägel oder Stahlnägel verwenden) und läßt ihn 24 Stunden liegen. Nach dieser Zeit hat der Apfel einen Eisengehalt von et- wa 25 Milligramm, gerade soviel, wie der Tagesbedarf eines Menschen ausmacht. Es genügt also, nach dem Entfernen der Nägel täglich einen derart präparierten Apfel zu essen. Da Eisenmangel nur sehr langsam zu beheben ist, muß eine Behandlung, auch mit Medikamenten, während einiger Monate durchgeführt werden.

Nachstehende Tabelle zeigt, daß man dem Eisenmangel auch mit der Ernährung begegnen kann. In 100 Gramm der betreffenden Nahrungsmittel sind an Eisen ungefähr enthalten:

Schweineleber	19,0 mg	Rindfleisch	2,5 mg
Kaviar	11,6 mg	Eierteigwaren	2,2 mg
Hühnerleber	7,8 mg	grüne Erbsen	2,0 mg
Rinderleber	6,5 mg	Kopfsalat	2,0 mg
Austern	5,5 mg	Roggenbrot	1,9 mg
Kalbfleisch	3,0 mg	Blumenkohl	1,2 mg
Schweinefleisch	2,5 mg	Bananen	0,8 mg

Eiterungen

Hepar sulfuris ist ein bewährtes homöopathisches Medikament, das zuverlässig hilft bei allen eitrigen Prozessen, wie Furunkulose, Abszessen, Augenlid- und Augenbindehautentzündungen, vereiterten Mandeln, eitriger Bronchitis, Eiterungen an Haut, Schleimhäuten und Drüsen und in Kiefer-, Stirn- und Nebenhöhlen. Mit einer niedrigen Potenz dieses Mittels verteilt man den Abszeß und treibt den Eiter bei bereits zustande gekommener Eiterung aus. Zu diesem Zweck nimmt man 1 Tablette

(H) **Hepar sulfuris D 4, Tabl.** (DHU),

in der ersten Stunde viertelstündlich, in der zweiten Stunde halbstündlich. Danach wird nur noch 3mal täglich 1 Tablette genommen, bis die Eiterung vorüber ist. Die Tabletten müssen gelutscht und lange im Munde behalten werden.

Mit einer höheren Potenz läßt sich eine Eiterung verhindern, wenn man schon im Vorstadium mit der Behandlung beginnen kann und eine Eiterung noch nicht zustande gekommen ist. In diesem Fall greift man zu

(H) **Hepar sulfuris D 12, Tabl.** (DHU).

Am ersten Tag wird morgens und abends, in den folgenden Tagen 1mal täglich 1 Tablette gelutscht. Die höhere Potenz beugt auch der Neubildung vor.

Müssen Abszesse, Furunkel oder Panaritien schnell zur Einschmelzung und Austreibung gebracht werden, nimmt man zusätzlich, auf die gleiche Weise,

(H) **Myristica sebifera D 2, Tabl.** (DHU).

Beide Mittel dürfen gemeinsam genommen werden. Pfarrer Sebastian Kneipp machte bei Eiterungen an Fingern, Händen und Füßen heiße Tauchbäder mit Heublumenabsud (siehe unter → *Heublumenbad* in Teil 2). Bei einer Temperatur von 50 bis 55 Grad taucht man den betreffenden Körperteil etwa 20mal kurz ein. Siehe auch unter → *Abszeß*.

Ekzeme

Siehe unter → *Hautleiden.*

Entzündungen

Bei allen Arten von Entzündungen beschleunigt

(B) **Wobenzym-N-Drg.** (Mucos GmbH)

die Heilung. Je nach Schwere und Umfang der Entzündung nimmt man stündlich 2 bis 3 Dragées oder nur alle 2 Stunden 2 Dragées. Bei chronisch entzündlichen Prozessen werden nur 3mal täglich 2 Dragées genommen und reichlich Bananen gegessen. Ein Echinacin-Präparat dazu (zum Beispiel von Madaus) würde die Abwehrkräfte des Körpers unterstützen.

Erbrechen

Bei anhaltendem Erbrechen hilft in den meisten Fällen getrocknetes **Spargelsamenpulver** (Apotheke), das in etwas Wasser zu einem Brei gelöst wird. Man nimmt davon 3mal täglich 1/2 bis 1 Gramm. Das Pulver übt auf den Magen eine beruhigende Wirkung aus. Weitere Möglichkeiten zur Eindämmung des Brechreizes bietet das folgende homöopathische Mittel:

(H) **Gelsemium-Plantaplex-Tabl.** (Steigerwald).

Davon lutscht man in akuten Fällen, auch bei Erbrechen auf Reisen, halbstündlich 1 Tablette, ansonsten 3mal täglich 1 Tablette. Begleitend dazu nimmt man folgende vom Apotheker hergestellte, rein homöopathische Medizin (alle DHU):

Rp.

(H) **Apomorphinum hydrochloricum D 4. Dil.**

(H) **Ipecacuanha D 3, Dil.**

(H) **Iris versicolor D 3, Dil.**

(H) **Nux vomica D 4, Dil.**

(H) **Asarum D 3, Dil.** āā 10,0

M. D. S.: 3mal täglich 15 Tropfen auf die Zunge geben und im Munde verreiben. Von Speisen und Getränken ist 30 Minuten Abstand zu halten.

Schwangerschaftserbrechen siehe unter → *Schwangerschaftsstörungen.*

Erkältung

Siehe unter → *Grippale Infekte.*

Fehlgeburt

Siehe unter → *Schwangerschaftsstörungen.*

Fersenschmerz

Für die Behandlung von Schmerzen in der Ferse genügt folgendes Komplexmittel, das der Apotheker anfertigt (alle Einzelmittel DHU):

Rp.
(H) **Cedron D 4, Dil.** 20,0
(H) **Aranea diadema D 4, Dil.**
(H) **Natrium sulfuricum D 3, Dil.**
(H) **Valeriana D 2, Dil.** $\overline{aa}$ 10,0

M. D. S.: 3mal täglich 15 Tropfen auf die Zunge geben (lange im Mund behalten).

Fieber

Fieber ist ein physiologischer, notwendiger Prozeß im Körper, um Krankheiten und deren Erreger wirkungsvoll zu bekämpfen. Fieber als äußerliches Zeichen einer Krankheit sollte stets Anlaß zur Schonung sein und niemals zur sofortigen Bekämpfung führen. Da jeder Prozeß, der mit hohem Fieber einhergeht, bei mangelnder Schonung zu einem Herzschaden führen kann, soll der Patient unbedingt Bettruhe einhalten, die erst nach 3tägiger Fieberfreiheit abgebrochen werden darf. Steigt aber das Fieber bedrohlich an oder hat man andere Gründe, um die Temperatur rasch zu senken, macht man am besten → *Wadenwickel* (siehe Teil 2). Dazu mischt man 3 Teile Weinessig mit 1 Teil kaltem Wasser, tränkt darin 2 Tücher und wickelt sie um die Waden, darüber legt man ein Handtuch und zuletzt ein Wolltuch. Mit dem gleichen Wasser kann man den ganzen Körper waschen, was stärkt und vor dem Wundliegen bewahrt.

Das Fieber läßt sich auch mit dem Medikament

(H) **Baptisia-Plantaplex-Trpf.** (Steigerwald)

beeinflussen. Das Mittel wird wie auf der Packung angegeben eingenommen. Es muß lange im Munde behalten werden.

Ein ideales Getränk für Fieberkranke ist mit Honig gesüßter Kamillentee. Auch Fruchtsäfte sind geeignet. Die Ernährung sollte während der Fiebertage leicht verdaulich sein, zum Beispiel geriebene Äpfel, zerdrückte Bananen, Quarkspeisen, Puddings, Suppen oder Joghurt.

Bei fieberhaften Erkrankungen der Atmungsorgane ist es angebracht, → *Brustwickel* (siehe Teil 2) anzulegen.

Hat das Fieber tiefgreifende Ursachen, darf keinesfalls auf ärztliche Untersuchung und Behandlung verzichtet werden.

Fingernägel

Rissige und spröde Fingernägel lassen sich erfolgreich mit **Olivenöl** behandeln. Darin werden die Nägel täglich vor dem Schlafengehen für 10 Minuten gebadet. Innerlich unterstützt man die Behandlung mit **Kieselerde** (Apotheke). Es genügt, morgens zum Frühstück 1 gehäuften Teelöffel zu nehmen. Dazu trinkt man 3mal täglich 1 Glas Wasser, dem man 1 Eßlöffel Apfelessig und 1 Teelöffel Honig beifügt (siehe auch → *Nagelbrüchigkeit*).

Fremdkörper in der Luftröhre

Blockiert ein Fremdkörper, zum Beispiel ein Obstkern oder ein Knochensplitter, die Luftröhre, so kann der von Dr. Henry Heimlich beschriebener Handgriff vor dem Ersticken retten. Bei einem Notfall stellt sich der Helfer hinter den Erstickenden, umfaßt ihn unter den Armen und legt dabei eine Faust zwischen Rippendreieck und Nabel. Die von der anderen Hand umschlossene Faust wird mit einem leicht nach oben gerichteten, schnellen und kräftigen Druck in den Oberbauch gepreßt. Wenn notwendig, sollte dies 5- bis 10mal wiederholt werden. In den meisten Fällen wird der Fremdkörper mit einem Schwung die Luftröhre verlassen. Dr. Heimlichs Handgriff hat inzwischen schon einige tausend Menschen vor einem qualvollen Erstickungstod bewahrt. Er ist so einfach auszuführen, daß selbst Kinder ihn anwenden können. Zumindest sollte er als Sofortmaßnahme bis zum Eintreffen des Arztes oder des Krankenwagens Anwendung finden.

Frühjahrsmüdigkeit

Diese an sich harmlose Erscheinung bekämpft man sehr wirkungsvoll mit rohem **Sauerkraut**. Man muß davon täglich 1 Pfund in kleinen Portionen, über den Tag verteilt, essen. Auch Zitrusfrüchte, Grün- und Rosenkohl lassen die Müdigkeit schwinden.

Furunkel

Siehe unter → *Abszeß* und unter → *Eiterungen*.

Fußpilz

Siehe unter → *Hautpilzerkrankungen*.

Füße

Müde oder wunde Füße reibt man 2mal wöchentlich vor dem Schlafengehen mit **Rizinusöl** ein, zieht wollene Socken über und schläft damit. Damit kräftigt man nicht nur überbeanspruchte Füße, sondern macht gleichzeitig harte Haut wieder weich.

Geschwollene Füße und Knöchel werden durch ein altes Hausmittel wieder schlank und fit. Man benötigt je 50 Gramm **Holunderblüten** *(Flores Sambuci)* und **Lindenblüten** *(Flores Tiliae)* und übergießt diese mit 1 Liter kochendem Wasser. Der Tee bleibt bis zur völligen Abkühlung stehen und wird erst dann durchgesiebt. In diesen Absud rührt man 5 Eßlöffel Apfelessig und 2 Eßlöffel Honig. Dann werden 2 Leinentücher in der Flüssigkeit getränkt und damit die Füße und Knöchel umwickelt. Die Wickel läßt man 30 bis 40 Minuten einwirken und hält sie durch Aufträufeln der Lösung feucht.

Es werden stets beide Füße eingewickelt, auch wenn nur ein Fuß geschwollen ist. Am besten wirkt diese Behandlung, wenn sie abends vor dem Schlafengehen und im Liegen durchgeführt wird.

Gallenbeschwerden

Gallenstauungen, Gallensteine, Gallengrieß, entzündliche Veränderungen in den Gallenwegen – bei all diesen Beschwerden hilft frischer **Rettichsaft**. Man höhlt dazu einen Rettich aus, füllt ihn mit Honig und läßt ihn etwa 8 bis 10 Stunden stehen. Von diesem Sirup nimmt man stündlich 1 Teelöffel voll. Bei genügend langer Einnahme kann man damit auch Gallensteinleiden ausheilen. Dazu wird mehrmals täglich eine heiße → *Leibauflage* (siehe Teil 2) gemacht.

Zur Normalisierung der Gallenfunktion genügt oft ein rohes Eidotter, das man mit 1 Teelöffel gehäuft voll Honig zu Schaum schlägt. Auch Artischocken fördern Leber- und Gallenfunktion. Nebenbei versorgt dieses Edelgemüse den Körper mit mehr als einem Dutzend lebenswichtiger Vitamine und Mineralien und enthält auch noch einen Stoff, der vor Arteriosklerose schützt.

Gallensteine lassen sich oft mit einer Löwenzahnkur und homöopathischen Medikamenten auflösen oder zur Ruhe bringen. Für die Kur nimmt man morgens und mittags vor den Mahlzeiten je einen Eßlöffel voll **Löwenzahnsaft** (Apotheke, Reformhaus), und abends vor dem Schlafengehen trinkt man ein Glas Milch. Dazu gehört folgende Rezeptur (alle Mittel DHU):

Rp.
(H) **Cholesterinum D 4, Dil.**
(H) **Chelidonium D 4, Dil.**
(H) **Taraxacum D 3, Dil.** āā 30,0

M. D. S.: 3mal täglich 15 Tropfen auf die Zunge, 1/2 Stunde vor dem Essen (lange im Mund behalten).

Diese Kur sollte zweimal im Jahr über ca. 8 bis 10 Wochen durchgeführt werden. Siehe auch unter → *Gelbsucht.*

Gedächtnisschwäche

Hier helfen sehr rasch 2 homöopathische Komplexmittel:

(H) **Kalium-phosphoricum-Oligoplex®-Tabl.** (Madaus),

von denen man 3mal täglich, 1/2 Stunde vor dem Essen, 1 bis 2 Tabletten im Munde zergehen läßt, sowie

(H) **Barijodeel-Tabl.** (Heel),

von denen man täglich, um 10 Uhr und um 16 Uhr, 1 Tablette langsam im Munde zergehen läßt.
Zusätzlich sollten täglich, morgens und abends, 1 frisches Eigelb und vor jeder Mahlzeit 1 Teelöffel Honig eingenommen werden. Als Getränk bereitet man 1 Glas abgekochtes Wasser, in das man 2 Teelöffel Apfelessig und 2 Teelöffel Honig einrührt. Dies ist mindestens 3mal täglich langsam und schluckweise zu trinken. Ein gedächtnisstärkender Tee ist nachstehendes Gemisch:

Rp.
Kalmus *(Rhizoma Calami)*
Kamille *(Flores Chamomillae)*
Ehrenpreis *(Herba Veronicae)*
Rosmarin *(Folia Rosmarini)* āā 25,0

M.f. spec.: Der Tee wird mit kaltem Wasser angesetzt (1 gehäufter Teelöffel pro Tasse Wasser), nach 3 Stunden bis zum Siedepunkt erhitzt, vom Herd genommen und nach 3 Minuten abgegossen. In jede Tasse mischt man nach Abkühlung auf Trinktemperatur 1 Teelöffel Honig. Davon trinkt man 2- bis 3mal täglich 1 Tasse.
Siehe auch unter → *Konzentrationsschwäche.*

Gelbsucht

Ob man mit einer Gelbsucht in ärztlicher Behandlung ist oder nicht, ob es sich um eine fieberhafte Form handelt oder nicht, mit **Aloe-Wasser** wird man immer Erfolg haben. Ausnahmen sind nur jene Fälle, in denen ein eingeklemmter Gallenstein oder eine Geschwulst den Gallenausführungsgang verlegt. Da könnte auch keine andere Medizin helfen.

Unbedingte Bettruhe, und zwar so lange, bis alle Gelbfärbung aus den Augen und von der Haut verschwunden ist, und eine vernünftige Krankenkost müssen eingehalten werden.

Die Behandlung ist sehr einfach. Man besorgt aus der Apotheke 5 Päckchen (zu je 1/2 Gramm) grob zerstoßene (grobkörnige) Aloe (feingepulverte Aloe eignet sich nicht). Meist werden 3 bis 4 Päckchen ausreichend sein, das letzte dient als Reserve. Am Abend gibt man 1 Päckchen (also 1/2 Gramm) Aloe in 1 Glas und füllt das Glas vorsichtig, um den Bodensatz nicht hochzuwirbeln, zu 3/4 mit kaltem Wasser. Über Nacht stehenlassen.

Morgens gießt man das überstehende Wasser ab. Der Bodensatz darf nicht aufgerührt und keinesfalls mitgetrunken werden! Von diesem Wasser trinkt man morgens und abends je die Hälfte in kleinen Schlucken. Es ist erlaubt, vorher etwas Leichtes zu essen. Am Abend setzt man die nächste Portion an, um sie am nächsten Tag in gleicher Weise einzunehmen.

Dies wiederholt man ein drittes und, falls notwendig, ein viertes Mal, ohne zwischendurch einen Tag auszulassen. Danach werden die typischen Krankheitszeichen allmählich weichen: Der Urin wird heller und der Stuhl dunkler, die Gelbfärbung verschwindet, und das Hautjucken hört auf, auch der Appetit wird wieder normal. Trotzdem sind einige Tage Bettruhe immer noch nötig.

Siehe auch unter → *Gallenbeschwerden*.

Gelenke

Knarrende Gelenke lassen sich mit **Apfelessig** »beruhigen«. Zu diesem Zweck trinkt man 3mal täglich 1 Glas abgekochtes Wasser mit 2 Teelöffeln Apfelessig und 2 Teelöffeln Honig schluckweise zu den Hauptmahlzeiten. Es braucht etwa 1 bis 2 Monate, bis das Knarren verschwindet. Darüber hinaus sollte man die Kur noch weitere 2 Monate fortführen. Für die äußere Anwendung eignet sich → *Salz-Kirsch-Wasser* (siehe Teil 2).

Gelenkrheuma

Siehe unter → *Rheumatismus* oder unter → *Arthritis*.

Gemütsverstimmungen

Traurigkeit, Launenhaftigkeit oder Zorn lassen sich durch abgeschreckten Wein sehr gut beeinflussen. Dazu braucht man 1/2 Kaffeetasse guten Weißwein. Der Wein wird in einem kleinen Topf bis kurz vor dem Siedepunkt erhitzt. In diesem Moment schüttet man mit Schwung die gleiche Menge kaltes Wasser hinzu und nimmt den Topf vom Feuer. Das Wasser soll den Wein abschrecken, deshalb darf es nicht langsam zugegossen werden. Der so abgekühlte und verdünnte Wein wird sofort in die kalte Tasse zurückgegeben und schluckweise getrunken. Dies kann so oft wie notwendig wiederholt werden.
Siehe auch unter → *Nervenschwäche*.

Gerstenkorn (Hordeolum)

So harmlos diese schmerzende Entzündung am Augenlid auch ist, so lebensgefährlich kann sie werden, wenn man daran herumdrückt. Deshalb: niemals ein Gerstenkorn ausquetschen!

Zu Beginn der Entzündung läßt sich die Entstehung eines Gerstenkorns meist mit kühlen Auflagen oder Augenbädern mit Kamillentee verhindern.

Ist es bereits zur Eiterung gekommen, sind trockene Wärme, heiße Auflagen sowie Rotlicht zur raschen Reifung des Gerstenkorns angebracht. Dazu werden folgende Mittel eingenommen:

(H) **Oculoheel-Tabl.** (Heel),
(H) **Cruroheel-Tabl.** (Heel).

Von jedem Mittel lutscht man gleichzeitig 3mal täglich 1 Tablette. Auch

(H) **Staphisagria D 30, Globuli** (DHU)

bringt rasche Heilung, wenn einmal 5 Kügelchen und nach 3 Tagen noch einmal 5 Kügelchen gelutscht werden.

Sollten diese Maßnahmen ohne Erfolg bleiben, so muß in jedem Fall ein Augenarzt aufgesucht werden. Treten Gerstenkörner häufig auf, ist es angezeigt, sich vorsichtshalber auch auf Zucker untersuchen zu lassen.

Geschwülste und Verhärtungen

Knoten im Gewebe, verhärtete Drüsen und Geschwülste aller Art vergehen, wenn man sie mit frisch gepflückten **Spitzwegerich-blättern** behandelt.

Eine oberflächliche Reinigung ohne Wasser genügt. Die Blätter werden zwischen den Fingern oder den Händen zerrieben und auf die erkrankte Stelle gelegt, mit etwas dünnem Plastik bedeckt und mit einer Binde fixiert. Nach dem Austrocknen wird die Packung erneuert.

Kniegeschwülste lassen sich mit **Heublumenauflagen** (siehe unter → *Heublumensack* in Teil 2) sehr gut behandeln. Auch

(H) **Conium D 6,** Dil. (DHU)

ist hier angezeigt. Morgens und abends je 10 Tropfen auf die Zunge genügt.

Geschwüre

Siehe unter → *Abszeß* und unter → *Eiterungen*.

Gicht

Zur Behandlung der Gicht gehört etwas Geduld; doch die folgende Kur hilft immer. Man nimmt morgens nüchtern 1 Tasse **Zinn-krauttee** *(Herba Equiseti)*: pro Tasse 1 gehäuften Teelöffel überbrühen und kurz aufkochen, 3 Minuten ziehen lassen, abgießen und schluckweise trinken. Abends vor dem Schlafengehen bereitet man 1 Tasse **Ehrenpreistee** *(Herba Veronicae)* zu: pro Tasse 1 gehäuften Teelöffel aufgießen, 5 Minuten ziehen lassen, abgießen und schluckweise trinken. Die Behandlung wird ergänzt durch folgende Einnahmen:

3mal täglich 6 Teelöffel **Apfelessig** (Reformhaus) und 2 Teelöffel **Honig** in 1 Glas abgekochtes und abgekühltes Wasser rühren und langsam, schluckweise, trinken;

3mal täglich 1 Tablette
(H) **Rhus-tox.-Plantaplex** (Steigerwald)
1/2 Stunde vor dem Essen lutschen;

3mal täglich je 1 Tablette
(H) **Dolichos-Plantaplex** (Steigerwald) und
(H) **Rheumaheel** (Heel)
gleichzeitig 1 Stunde nach dem Essen langsam im Munde zergehen lassen;

3mal täglich 1 Tablette
Zyloric (Wellcome)
unzerkaut während oder nach dem Essen.

Verboten ist alles vom Schwein und alles Zuckerhaltige. Reichlich Bananen und 3mal täglich, 1 Stunde vor den Mahlzeiten, 1 rohe Möhre gehören ebenfalls zur Therapie.
Für eine andere Art der Gichtbehandlung erwärmt man je 20 Gramm Kiefernharz und Bienenwachs so, daß beides zusammenfließt. Dann gibt man etwa 30 Tropfen Krotonöl (Apotheke) und etwa 80 Gramm guten Bienenhonig hinzu, vermischt alles gut und streicht diese Paste auf ein entsprechend großes Leinenläppchen, das, noch warm, auf die schmerzende Stelle aufgelegt

wird. Begleitend dazu wird die → *Honigkur* durchgeführt (siehe
Teil 2). Als Getränk verwendet man

Rheuma-Gicht-Tee (Infirmarius-Rovit), der mit
Mate-Gold, naturgrün (Roland)

zu gleichen Teilen gemischt wird. Von dieser Mischung nimmt
man für den Aufguß 1 gehäuften Teelöffel pro Tasse, fügt 1 Eßlöffel → *Bohnenschalenextrakt* zu (siehe Teil 2) und trinkt das
Teegemisch ungesüßt 6- bis 8mal am Tag. Zur Steigerung der
Harnsäureausscheidung und zur Förderung der Harnausschei-
dung (Diurese) muß man dem Körper reichlich Flüssigkeit zuführen. Deshalb ist es notwendig, noch zusätzlich 3- bis 4mal
täglich 1 Tasse heißes Wasser mit 1 Eßlöffel

(B) **Uriginex** (Repha)

zu trinken.
Rohes **Sauerkraut** hilft ebenfalls gegen Gicht und Rheuma.
Allerdings muß man davon täglich 1 Pfund in kleinen Portionen
essen.
Sehr wirksam ist auch eine **Karottenkur**: morgens, mittags und
abends, jeweils 1 Stunde vor den Mahlzeiten, 1 frische Möhre
(Karotte) essen und 2mal täglich 1/2 Glas Karottensaft, gemischt
mit 1/2 Glas alkoholfreiem Apfelsaft, dem Saft von 1/4 Zwiebel
(rot) und 1/2 Eßlöffel Honig trinken. Dieses Getränk ist am Vormittag und am Nachmittag, etwa 2 Stunden vor dem Essen,
einzunehmen.
Die Gichtbehandlung wird durch reichlichen Genuß von Bananen wirkungsvoll unterstützt.

Grippale Infekte und Erkältungskrankheiten

Bei diesen in heutiger Zeit sehr häufig vorkommenden Erkrankungen kann man sich mit den folgenden Methoden sehr schnell
selbst kurieren. Zunächst macht man ein → *Schwitzbad* (siehe
Teil 2).
Bei aufziehendem Schnupfen empfiehlt sich auch ein **Salzfuß-
bad** (siehe unter → *Schnupfen*). Hinzu kommt folgende medikamentöse Behandlung:

(H) **Grippheel-Tabl.** (Heel),

1 Tablette im stündlichen Wechsel mit der Einnahme von 20 Tropfen

(B) **Contra Infekt-Tropfen** (Rentschler)

lutschen. Gleichzeitig nimmt man

(B) **Chinavit-Drg.** (Nattermann/Woelm)

3mal täglich 2 Dragées unzerkaut.
Bei schwerer Erkrankung sollte man sich von seinem Arzt oder
Heilpraktiker täglich 1 In- jektion

(H) **Anti-Infekt-Inj.** (Infirmarius)

intramuskulär geben lassen. Diese Injektion wirkt wie ein Anti-
biotikum, ohne die gleichen Nebenwirkungen zu haben. Ein
leichter Temperaturanstieg ist dabei wünschenswert. Dazu werden 3- bis 6mal täglich 10 Tropfen (Kinder 5 Tropfen)

(H) **Similasan Grippemittel** (CH: Similasan AG, D: Marka GmbH)

auf die Zunge genommen (lange im Mund behalten).

Auch → *Möhrensirup* (siehe Teil 2) ist bei Erkältungs- und Infektionskrankheiten sowie bei Grippe eine hervorragende Medizin.
Mit regelmäßigem Milchgenuß und 1 frischen Apfel täglich kann man Erkältungs- und Grippeerkrankungen vorbeugen.
Bei Grippeepidemien bietet nachstehende Vorbeugungsmethode einen großen Schutz vor Ansteckung und Erkrankung: 2 rote Zwiebeln werden fein geschnitten und roh in 1/2 Liter Weingeist oder Kornbranntwein angesetzt. Dann fügt man 2 Eßlöffel Honig hinzu, schüttelt kräftig und läßt alles 24 Stunden stehen. Vor jedem Verlassen des Hauses trinkt man davon 1 Gläschen. Zusätzlich nimmt man 3mal täglich 1 Dragée

(B) **Chinavit-Drg.** (Nattermann).

Je 1 ungeschälter Apfel vormittags und nachmittags verstärkt die Schutzwirkung erheblich.
Auch die Einnahme von → *Knoblauchsaft* (siehe Teil 2) ist zu empfehlen.

Gürtelrose

Bei dieser Erkrankung, deren unsachgemäße Versorgung schwerwiegende Folgen haben kann, sollte man sich unbedingt von einem Arzt oder Heilpraktiker behandeln lassen. Das Auftragen von unverdünntem **Apfelessig** auf die erkrankten Hautpartien kann jedoch die Therapie unterstützen und Erleichterung bringen. Dies sollte 4- bis 5mal am Tag geschehen und kann auch nachts durchgeführt werden, falls der Schlaf gestört wird. Nicht ganz billig, dafür aber erfolgreich ist die Behandlung mit

(B) **Wobenzym-N-Drg.** (Mucos GmbH).

Zwar müssen mindestens 3 Tage lang (eventuell länger) stündlich 6 Dragées genommen werden, um aber vor allergischen Reaktionen sicher zu sein, ist es besser, anfangs nur 2 Dragées zu nehmen und die Dosis erst dann zu erhöhen, wenn keine Reaktionen aufgetreten sind. Reichlicher Honiggenuß fördert die Heilung.

Haarausfall, Haarschwund

Ein gutes Mittel dagegen ist der Aufguß von Samen des **Bockshornklees** *(Semen Foeni graeci)*. Man übergießt 1 gehäuften Teelöffel Samen mit 1 Tasse kochendem Wasser und seiht nach einer Viertelstunde ab. Mit diesem Tee reibt man jeden Tag die Kopfhaut ein und macht Auflagen mit angefeuchtetem Mull. Außerdem trinkt man täglich 1 Tasse dieses Tees, über den Tag verteilt, in kleinen Schlucken.

Man kann auch pulverisierten Samen mit etwas Olivenöl zu einem Brei anrühren und diesen öfters gründlich in die Kopfhaut einmassieren. Zusätzlich trinkt man 3mal täglich in kleinen Schlucken 1 Glas Wasser mit 1 Teelöffel Apfelessig und nimmt mittags und abends mit dem Essen 1 gestrichenen Teelöffel geriebenen Meerrettich ein.

Da die Ursache des Haarschwunds – eine Stoffwechselstörung – nicht von einem Tag auf den anderen behoben werden kann, muß man etwas Geduld haben. Die Wirkung tritt erst nach 2 Monaten ein, doch sollte die Kur darüber hinaus noch weitere 2 Monate fortgesetzt werden.

Bei Wachstumsstörungen und brüchigem Haar hilft auch viel frischer Möhrensaft.

Jede Haarbehandlung wird durch Maisöl, von dem man 3mal täglich 1 Eßlöffel den Hauptmahlzeiten (nach dem Kochen) zufügt, unterstützt.

Eine andere, nicht weniger erfolgreiche Kur kann mit Brennesseln gemacht werden. Dazu werden eine Menge **Brennesselwurzeln** und ein Quantum **Brennesseltee** benötigt. Für den Tee pflückt man die oberen Blätter und die Spitzentriebe, überbrüht 1 Teelöffel voll mit 1 Tasse kochendem Wasser und gießt nach 5 Minuten ab. Damit befeuchtet und massiert man täglich am Morgen 1mal die Kopfhaut und läßt den Absud in die Haut eintrocknen.

Die Wurzeln werden morgens in kaltes Wasser gelegt und abends kurz aufgekocht und abgegossen. Auch hier nimmt man 1 Teelöffel pro Tasse Wasser. Nach Abkühlung verfährt man mit dem Absud am Abend gleich wie mit dem Tee am Morgen. Dies wiederholt sich täglich, auch noch einige Wochen nach dem sichtbaren Erfolg.

Mit Biotin (Vitamin H) kann man auch den Haarausfall stoppen. Es ist in Nüssen, Fleisch, Milch, Gemüse, Sojabohnen, Linsen und Getreide enthalten. Es ist notwendig, etwa 0,3 mg täglich (evtl. in Tabletten) über 5 bis 8 Monate zuzuführen (siehe Teil 3).

Siehe auch unter → *Haarwasser* in Teil 2.

Haare

Wer dünnes Haar hat, sollte einen Versuch mit **Gelatine** machen. Etwa 15 Gramm täglich, in 3 Portionen über den Tag verteilt eingenommen, machen das Haar dicker, fester und glänzender.

Auch kieselreiche Nahrung, **rote Johannisbeeren, Schachtelhalm-Tee** oder **Sikapur-Gel** kräftigen das Haar.

Haarwuchs bei Kleinkindern

Ist bei Kleinkindern der Haarwuchs zu dürftig, so reibt man die Kopfhaut des Kindes 2- bis 3mal wöchentlich vor dem Schlafengehen mit **Rizinusöl** ein. Am nächsten Morgen wird der Kopf mit **Eubos** (Dr. Hobein + Co.) gewaschen.

Nach Behandlungserfolg genügt es, die Kopfhaut noch alle 14 Tage einzureiben.

Hals-, Rachen-, Kehlkopfkatarrh

Das beste Spül- und Gurgelmittel für diese Erkrankungen ist der frische Saft von **Heidelbeeren** (Reformhaus).

Eine gleichfalls vorzügliche Medizin gegen Entzündungen in Hals und Kehlkopf ist der → *Möhrensirup* (siehe Teil 2).

Gegen Halsweh hilft auch sehr schnell das Gurgeln mit **Apfelessigwasser**. Man gibt 3 Teelöffel Apfelessig (Reformhaus) in 1 Glas lauwarmes Wasser, rührt 2 gehäufte Teelöffel Honig hinein und gurgelt 2mal hintereinander stündlich mit 1 Mundvoll dieser Lösung. Die Flüssigkeit wird nach dem Gurgeln geschluckt. Haben die Halsschmerzen spürbar nachgelassen, wird nur noch alle 2 Stunden gegurgelt.

Halsschmerzen lassen sich auch mit **Datteln** wirksam bekämpfen. Hierfür überbrüht man 10 Datteln mit 1 Tasse kochendem Wasser und läßt sie 30 Minuten ziehen. Die Datteln werden morgens nüchtern und abends vor dem Schlafengehen gegessen, und das Dattelwasser wird getrunken.

Wer eine medikamentöse Behandlung vorzieht oder benötigt, zum Beispiel auf Reisen, der findet in

(B) **Frubienzym-S** (Biotherax) oder
(B) **Lemocin** (Sandoz)

ein hervorragendes Mittel. Die der Packung beiliegende Einnahmevorschrift ist zu beachten.

Siehe auch unter → *Heiserkeit*.

Hämorrhoiden

Hämorrhoiden werden erweicht, wenn man sie mit **Rizinusöl** einreibt. Sie können dadurch leichter zurücktreten. Zusätzlich führt man täglich, morgens nach dem Stuhlgang oder abends vor dem Schlafengehen, 1 Zäpfchen

(B) **Gelum-Supp.** (Dreluso)

tief in den Darm ein. Nach Besserung genügt alle 2 Tage, später 2- oder 1mal wöchentlich 1 Zäpfchen.

Eine Salbe zur Behandlung äußerer Hämorrhoiden stellt man wie folgt her: 60 Gramm ungesalzenes Schweineschmalz erhitzen, 10 Gramm kleingehackte Schafgarbenblüten und 10 Gramm kleingehackte Himbeerblätter, frisch oder getrocknet, zufügen, gut umrühren und das Gefäß vom Feuer nehmen. Bevor das Fett steif wird, preßt man es durch ein Leinentuch und bewahrt die nun fertige Salbe kühl auf. Die Hämorrhoiden werden mit dieser Salbe morgens und abends eingerieben.

Hände

Rauhe und rissige Hände wäscht man in Bier und läßt es danach in die Haut einziehen, ohne die Hände abzutrocknen.
Wer das Bier lieber trinkt, reibt die Hände mehrmals am Tag, vor allem nach jedem Waschen, gut mit

(B) **Arnica-Creme** (Steigerwald)

ein. Innerlich nimmt man

(B) **A-E-Mulsin** (Mucos GmbH),

und zwar morgens und abends vor dem Essen je 10 Tropfen direkt (aus der Tube) auf die Zunge.

Harnsäure-Ansammlung

Kein Mittel ist so sehr imstande, die Harnsäurebildung im Körper zu hemmen und deren Ablagerungen aufzulösen, wie die **Bohnenschale** *(Fructus Phaseoli sine semine)*. Davon setzt man abends 150 Gramm in 1 1/4 Liter klarem Wasser an. Am Morgen kocht man alles bis auf 1/2 Liter ein und nimmt davon nur den Schleim, der schluckweise, über den ganzen Tag verteilt, getrunken wird. Diese Behandlung muß über eine längere Zeit durchgeführt werden und ist auch geeignet, kleinere Nierensteine auszutreiben.
Zur Ausschwemmung trinkt man zusätzlich einen Tee von je 1 gestrichenem Teelöffel

Rheuma-Gicht-Tee (Infirmarius-Rovit) und
Mate-Gold, naturgrün (Roland),

den man mit 1 Tasse kochendem Wasser überbrüht, eine Viertelstunde ziehen läßt und abgießt. Davon sind täglich 3 bis 4 Tassen
zu trinken.

Mit dieser Therapie lassen sich auch Muskelrheuma, Gelenkrheuma und Gicht sowie Zuckerkrankheit, Wassersucht und Nierenkrankheiten behandeln.

Auch reichlicher Genuß von rohen **Zwiebeln** vermag die Harn-
säureablagerungen zu hemmen.

Siehe auch unter → *Rheumatismus* und unter → *Gicht.*

Harnträufeln

Bei Blasenschließmuskelschwäche, funktioneller Nieren-Bla-
sen-Störung oder bei der sogenannten Reizblase kann es – vorwiegend bei Frauen über Dreißig – zu einem lästigen und äußerst
unangenehmen Leiden kommen. Es führt häufig zum unwill-
kürlichen Urinabspritzen beim Gehen, Husten, Niesen, Lachen
oder zum Nachträufeln nach der Blasenentleerung. Da Untersuchungen oder Labortests in der Regel ohne Befund bleiben,
haben die Patienten oft gar nicht mehr den Mut, ihren Arzt
nochmals daraufhin anzusprechen.

Hier empfehlen sich Halb- oder Sitzbäder mit **Haferstroh** und
Kamillenblüten. Die Zubereitung ist gleich wie die eines anderen Tees, nur daß größere Mengen benötigt werden. In den
meisten Fällen genügen aber bereits die Einnahme eines Präpa-
rates, das der Apotheker anfertigt, sowie das Trinken eines Tees.
Das Medikament setzt sich aus folgenden homöopathischen Mitteln zusammen (alle DHU):

Rp.

(H) **Causticum D 4, Dil. 20,0**
(H) **Borax D 3, Dil.**
(H) **Kalium carbonicum D 3, Dil.**
(H) **Pulsatilla D 3, Dil.** a̅a̅ 10,0

M. D. S.: 3mal täglich, 1/2 Stunde vor dem Essen, 15 Tropfen auf die Zunge geben (2 bis 3 Fl.).

Der Tee besteht aus:

20,0 g **Baldrianwurzel** *(Radix Valerianae)*
 5,0 g **Bärentraubenblätter** *(Folia Uvae ursi)*
10,0 g **Melisse** *(Folia Melissae)*
 5,0 g **Thymian** *(Herba Thymi)*
10,0 g **Tormentill** *(Rhizoma Tormentillae)*

Von diesem Gemisch ist pro Tasse Wasser 1 voller Teelöffel (im Aufguß) nötig. Man trinkt morgens und abends je 1 Tasse schluckweise.
Sollte jedoch eine Infektion der Harnwege die Ursache des Übels sein, so muß man zusätzlich jeden Tag 4- bis 5mal etwa 10 Gramm eines Salates aus Kapuziner- oder Gartenkresse essen. Das Präparat

(B) **Soledexin-Kapseln** (Klosterfrau)

mit dem gleichen Wirkstoff wie in der Kapuzinerkresse ermöglicht jenen Patienten, die viel unterwegs sein müssen, die gleiche Therapie. Erwachsene und Kinder ab 4 Jahre nehmen 4 Tage lang 3 x 2 Kapseln mit Flüssigkeit, ab dem 5. Tag 3 x 1 Kapsel unzerkaut nach dem Essen.

Hautjucken

Das Jucken der Haut kann sehr viele Ursachen haben: zum Beispiel akuten Kalkmangel, eine Störung im Leber-Galle-System oder eine Stoffwechselerkrankung. Die nachstehende kombinierte Therapie führt aber meist zum gewünschten Erfolg:

(H) **Dolichos-Plantaplex-Tabl.** (Steigerwald),
3mal täglich, 1/2 Stunde vor dem Essen, 1 Tablette lutschen.

(H) **Calcium-Tabl.** (Infirmarius-Rovit),
3mal täglich 2 Tabletten während des Essens zerkauen.

Haut- und Blutreinigungstee (Infirmarius-Rovit)
nach Vorschrift.

Diese Mittel sollten nach Verschwinden des Juckreizes noch etwa 2 bis 3 Wochen weiter eingenommen werden.
Bei nervöser und gereizter Haut kommt man mit der folgenden Mixtur schneller zur Hautberuhigung:

250 g reines, ungesalzenes Schweineschmalz,
   20 g getrocknete Lavendelblüten,
   10 g Thymian und die abgeriebene Schale einer Zitrone

auf ganz schwachem Feuer während 1 Stunde erhitzen. Abends reibt man mit diesem Fett den ganzen Körper ein.
Ist akuter Kalkmangel die Ursache, so helfen Kalktabletten oder -injektionen am besten. Juckreiz kann auch bei Eisenmangel auftreten. In diesen Fällen hilft ein Eisenpräparat oder die unter → *Eisenmangel* angegebene Behandlung.
Bei einer anderen, ebenso erfolgreichen Kur wird jeden Morgen der ganze Körper mit einer Lösung aus 2 Teelöffeln Apfelessig

und 1 Trinkglas abgekochtem Wasser eingerieben und anschließend mit den Händen getrocknet (nicht mit einem Handtuch
abtrocknen). Dazu macht man 3mal täglich die → *Apfelessigkur*
(siehe Teil 2) und nimmt mit den Hauptmahlzeiten je 1 Eßlöffel
Maisöl.
Da zur Entgiftung des Körpers reichlich Flüssigkeit zugeführt
werden muß, trinkt man noch 4mal täglich je 1 Tasse

Blasen-Nieren-Tee Uroflux (Nattermann).

Auch hier wird der Körper medikamentös unterstützt mit

(H) **Dolichos-Plantaplex-Tabl.** (Steigerwald),

von denen 3mal täglich je 1 Tablette, 1/2 Stunde vor dem Essen,
zu lutschen ist, und mit

(H) **Lymphomyosot, Liq.** (Heel),

wovon man 3mal täglich, 1 Stunde nach dem Essen, 10 Tropfen
auf die Zunge träufelt und im Munde verreibt.
Die Reinigung der Haut soll nur mit

Eubos (Dr. Hobein + Co.) erfolgen.

Bei Altershautjucken trinkt man, über den Tag verteilt, 3 bis
4 Tassen

Ehrenpreistee *(Herba Veronicae).*

Pro Tasse wird 1 Teelöffel voll mit kochendem Wasser überbrüht. Nach 5 Minuten abgießen und schluckweise trinken.
Siehe auch unter → *Altersjucken.*

Hautkrebs

Die folgenden Hinweise sollen nicht von einer ärztlichen Behandlung abhalten, sondern zusätzlich auf eine altbewährte Heilmethode hinweisen.

In der Volksmedizin wird der Hautkrebs mit dem frisch gepreßten Saft der **Ringelblume** *(Calendula officinalis)* und des **Labkrautes** *(Herba Galii aparinis)* bekämpft. Es genügt, stündlich den einen oder den anderen Saft allein oder abwechselnd zu verwenden. Man befeuchtet die erkrankte Haut mit dem frischen Saft, läßt ihn eintrocknen und beträufelt die Haut nach 1 Stunde erneut, nachdem man sie mit einem mit Weingeist angefeuchteten Läppchen gereinigt hat. Dieses Tuch wird sofort nach Gebrauch verbrannt. Zur innerlichen Behandlung sind die unter → *Krebs* angeführten Maßnahmen anzuwenden.

Hautleiden

Da bei vielen Hauterkrankungen eine Störung der Stoffwechselvorgänge nicht auszuschließen ist, empfiehlt sich als Grundlage jeder Therapie die → *Melassekur* (Teil 2). Statt Salben aufzutragen, sollte man auf die befallene Stelle ein Läppchen auflegen, das mit **Apfelessig** getränkt ist, den man mit Wasser verdünnt hat.

Die süße **Mandel**, insbesondere die → *Mandelmilch* (siehe Teil 2), gilt als Spezifikum gegen kindliche Ekzeme. Deshalb wies bereits Dr. Max Bircher-Benner auf die Bedeutung der Mandelmilch in der Ernährung von Ekzemkindern hin, bei denen die Kuhmilch zur Verschlechterung der Ekzeme führt.

Auch roher **Möhrensaft** oder **Möhrenbrei** wirkt hautspezifisch, und zwar bei Schuppenbildung oder Austrocknung und Verhornung der Haut, bei welker Haut und bei zu früher und zu starker Faltenbildung.

Bei Hautentzündungen helfen Zwiebelauflagen. Dafür werden rohe **Zwiebeln** gehackt oder gequetscht und mit ein wenig abgekochtem Wasser zu einem Brei vermischt, der dann auf die erkrankte Haut aufgelegt und mit einem Mullstreifen bedeckt wird.

Bei hartnäckigen Ekzemen lohnt sich ein Versuch mit **Äpfeln**. Man ißt während 3 Tagen oder länger nichts weiter als ungeschälte Äpfel und wiederholt diese Kur wöchentlich bis zur Ausheilung. Dazu trinkt man 3mal täglich 1 Tasse

Haut- und Blutreinigungstee (Infirmarius-Rovit)

langsam und schluckweise.

Bei allen Hautkrankheiten wirkt eine **Eigenblutbehandlung** (siehe Teil 3) umstimmend und beschleunigt die Heilung.

Es gehört zur Behandlung jeder Hauterkrankung, daß man je 1 Eßlöffel **Maisöl** den 3 Hauptmahlzeiten (nach dem Kochen) zufügt und daß jede Kur mindestens 3 Monate durchgeführt wird. Die ansteckende Hauterkrankung, als Zehrgrind, Eiterflechte oder Blasenflechte bezeichnet, ist unter → *Impetigo* aufgeführt.

Siehe auch unter → *Hautkrebs*.

Hautpigmente

Braune Flecken, die sich im Gesicht und auf den Händen älterer Menschen zeigen, können innerhalb einen Monats beseitigt werden, wenn man die Haut jeden Morgen und jeden Abend mit **Rizinusöl** bestreicht. Innerlich nimmt man zusätzlich

(B) **A-E-Mulsin-forte** (Mucos GmbH),

und zwar morgens und abends jeweils 10 Tropfen nüchtern und direkt aus der Tube auf die Zunge.

Hautpilzerkrankungen (Dermatomykosen)

Eine erfolgreiche Behandlung von Pilzerkrankungen – hierzu gehören der Fußpilz, der Handpilz und sonstige Hautpilze – erfordert das sofortige Absetzen jeder Form von Schweinefleisch und -fett sowie von zuckerhaltigen Speisen und Getränken und den Verzicht auf synthetische Kleidung, Strümpfe und Schuhe inbegriffen. Die erkrankten Hautpartien bepinselt man 3- bis 5mal täglich mit

Mycatox-Liq. (Brenner) oder mit
Canesten-Lösung (Bayer).

Bei Hand- und Fußpilz werden außerdem nachts Salbenpackungen mit

Mycatox-Salbe (Brenner) oder mit
Canesten-Creme (Bayer)

angelegt, über die man einen alten Handschuh oder Strumpf zieht. Strümpfe und Schuhe müssen sowohl wegen der Behandlung als auch zur Vorbeugung gegen Wiedererkrankung durch Reinfektion täglich 2mal mit

Mycatox-Puder (Brenner) oder mit
Canesten-Puder (Bayer)

bestreut werden. Zusätzlich kann man 1 mal täglich die befallenen Stellen mit

Mycatox-Bad (Brenner)

in handwarmem Wasser baden (Anweisung auf Packung beachten).

Ferner ist es wichtig, keine Handtücher, Waschlappen, Handbürsten und Seifen gemeinsam zu benutzen, um die Ausbreitung der Mykosen im Familienkreis zu verhindern. Wäsche und Strümpfe (nur aus Baumwolle) sowie Handtücher müssen täglich gewechselt und bei 65 bis 90 Grad gewaschen werden. Auch die Verschleppung am eigenen Körper, zum Beispiel durch Kratzen zwischen den Zehen und Übertragen auf Augen, Mund und Geschlechtsorgane, muß durch peinlichste Sauberkeit und Hygiene verhindert werden.

Bei Ausbreitung des Pilzes im Genitalbereich der Frauen helfen

(Rpfl.) **Canesten-Creme, -Lösung, -Vaginal-Tabl.** (Bayer).

Besser ist jedoch, einen Arzt aufzusuchen.

Am verbreitetsten ist der Pilzbefall an den Nägeln. Da der Pilz mit den genannten Methoden an den unzugänglichen Stellen nicht gut erreicht wird, ist es notwendig, die befallenen Nägel zu entfernen. Dies läßt sich unblutig und schmerzlos mit einer **Harnstoffsalbe** (z. B. **Calmurid-HC-Salbe** 1 Prozent) erreichen, die dick auf den kranken Nagel aufgetragen und unter einem luftdichten Verband 10 Tage belassen wird. Danach läßt sich der Nagel mühelos entfernen und der Pilz mit den genannten Methoden bekämpfen.

Bei Pilzbefall ist es aber immer ratsam, einen Arzt aufzusuchen.

Heiserkeit

Will man sich für eine kurze Zeit schnell von der Heiserkeit befreien, so genügt es, wiederholt in kurzen Abständen an einem Stück weißer Schulkreide zu lecken. Zur Therapie aber empfiehlt sich die regelmäßige Einnahme von

(H) **Phosphor-Homaccord, Liq.** (Heel),

wovon man 3mal täglich 10 Tropfen auf die Zunge träufelt, das Medikament lange im Munde behält und mit der Zunge in die Mundschleimhaut reibt, bevor man es schluckt.
Eine andere Methode ist das stündliche Gurgeln mit 1/2 Glas Wasser und 1 Teelöffel **Apfelessig**. Nach jedem Gurgeln schluckt man 1 Mundvoll. Es empfiehlt sich, diese Methode mit der Einnahme des Medikaments zu verbinden.

Herzanfälle, Herzstörungen

Als Erste Hilfe bis zum Eintreffen des Arztes reibt man dem Kranken etwa 5 bis 10 Tropfen klaren Schnaps in die linke Armbeuge und über der Herzgegend ein und gibt ihm zusätzlich 20 Tropfen auf die Zunge. Diese unter Umständen lebensrettende Maßnahme gilt für Herzanfälle jeder Art, doch muß der Hausarzt bzw. ärztliche Notdienst sofort aufgesucht oder benachrichtigt werden.
Zur Schutztherapie gegen den Herzinfarkt oder gegen Nekrosen des Herzmuskels eignen sich

Magnesium-Diasporal N-Lutschtabletten (Protina),

von denen täglich 3 bis 6 zu lutschen sind. Den gleichen Zweck erfüllen Äpfel. Der tägliche Genuß eines rohen Apfels mit Schale jeweils am Vormittag und am Nachmittag ist ein guter Schutz gegen den Herzinfarkt.

Bei Herzschwäche hilft auch → *Zwiebelsirup* (siehe Teil 2), von dem 3mal täglich 1 Eßlöffel über längere Zeit zu nehmen ist.

Bei Angina pectoris wirken warme → *Herzauflagen* (siehe Teil 2) entkrampfend. Als Therapeutikum erhält der Patient

(H) **Stenocardie-Trpf.** (Infirmarius-Rovit),

und zwar 3mal täglich 15 Tropfen auf die Zunge. Begleitend dazu sollte er die → *Bittermandelkur* machen (siehe Teil 2).

Bei Altersherz und Herzmuskelschwäche hat sich

(B) **Ex Herba Crataegus** (Steigerwald)

sehr gut bewährt. Die Einnahmevorschrift auf der Packung beachten und daran denken, daß das Mittel nicht von heute auf morgen helfen kann! Man sollte mindestens 5 Flaschen des Mittels einnehmen und reichlich rohe Zwiebeln und 1 Zehe Knoblauch täglich essen.

Liegt auch eine Kreislaufschwäche vor, nimmt man

(H) **Camphora-Trpf.** (Infirmarius-Rovit),

und zwar 3mal täglich 15 Tropfen, 1/2 Stunde vor dem Essen, auf die Zunge.

Bei Herzneurosen oder Erregungen helfen kühle → *Herzauflagen* (siehe Teil 2).

Der sogenannte Herzhusten als Folge von Lungenstauungen läßt sich gut mit einer → *Bittermandelkur* (siehe Teil 2) behandeln. Dazu erhält der Patient 3mal täglich 15 Tropfen

(B) Scillacor (Steigerwald),

die direkt aus der Flasche auf die Zunge zu träufeln und lange im Munde zu behalten sind.

Ein uraltes Rezept zur Herzstärkung ist das folgende: 65 Gramm Spargel in 1/2 Liter abgekochtes und erkaltetes Wasser geben, den Spargel zerstoßen und 12 Stunden stehenlassen, danach alles durch ein feines Tuch seihen, 2 Gläschen Wacholderschnaps und 2 gehäufte Eßlöffel Honig hinzurühren. Davon ist morgens, mittags und abends vor und nach dem Essen je 1 Schnapsglas zu trinken. Den Rest der Flüssigkeit bewahrt man im Kühlschrank auf.

Eine ebenfalls herzstärkende und jahrelang haltbare Tinktur ist der → *Knoblauchsaft* (siehe Teil 2). Man bereitet sich damit folgendes Getränk: 1 Teelöffel Apfelessig, 1 reichlicher Teelöffel Honig und 10 Tropfen Knoblauchsaft in einer Tasse mit mundwarmem Wasser mischen und in kleinen Schlucken langsam trinken. Dieses Getränk nimmt man 3mal täglich jeweils einige Zeit vor den Mahlzeiten ein.

Bei herzbedingten Ödemen bringt eine **Milchkur** schnelle Erleichterung. Dabei darf der Patient allerdings keine andere Nahrung zu sich nehmen als täglich 1 Liter frische Kuhmilch, die, über den Tag verteilt, in kleinen Portionen zu trinken ist (siehe auch unter → *Ödeme*). 3tägige **Apfelkuren**, wobei nichts außer vielen rohen, ungeschälten Äpfeln gegessen werden darf, unterstützen ganz erstaunlich jede Herzbehandlung.

Bei allen unklaren Herzbeschwerden, bei Herzschmerzen und Herzschwäche lohnt sich ein Versuch mit **Algentabletten** (im Reformhaus als Kelpophos erhältlich). Man nimmt davon zu jeder Mahlzeit 1 Tablette.

Siehe auch unter → *Herzwein* in Teil 2 sowie unter → *Herzjagen* und → *Herzinfarkt*.

Herzinfarkt

Bei frischem Infarkt wirkt unter Umständen 1 Kapsel

(Rpfl.) **Strodival-spezial** (A. Herbert KG)

lebensrettend. Die Kapsel muß zerbissen werden. Bei unzurei-
chender Wirkung ist 10 Minuten später eine zweite Kapsel zu
nehmen. Unbedingt den Beilagezettel durchlesen! Dieses Medikament gehört bei allen Infarktgefährdeten in den Kühlschrank,
da es die Zeit bis zum Eintreffen des Arztes, die lebensentschei-
dend sein kann, therapeutisch überbrückt.
Zur Nachbehandlung wie auch zur Vorbeugung eignet sich

(Rpfl.) **Strodival-mr** (A. Herbert KG).

Davon werden auf nüchternen Magen 2 Kapseln unzerkaut geschluckt, anfangs 3mal täglich, später weniger. Beilagezettel
unbedingt lesen!
Vor dem Herzinfarkt und vor Arteriosklerose kann man sich
zuverlässig schützen, wenn man täglich rohe **Zwiebeln** oder
Knoblauch zu den Mahlzeiten und vormittags wie auch nachmittags einen rohen, ungeschälten **Apfel** ißt.
Siehe auch unter → *Herzanfälle*.

Herzjagen

Herzjagen (Tachykardie) läßt sich – bei nervöser Ursache – mit
einer alten, bewährten Methode stoppen. Man hält Mund und
Nase zu und preßt mit der Atmung kräftig dagegen an. Damit

setzt man im vegetativen Nervensystem einen Reiz, der zur Regulierung der Schlagfolge führt. Zusätzlich übt man, bis zum Eintreten eines leichten Schmerzes, auf beide Augäpfel einen starken Druck aus. Eine andere Methode ist die Auflage (siehe unter → *Herzauflage* und unter → *Leibauflage* in Teil 2), die besonders zur Behandlung von Erregungszuständen des Herzens und der Herzneurose angewandt wird.

Heuschnupfen, Heufieber

Mit der folgenden Kur läßt sich der gefürchtete Heuschnupfen erfolgreich behandeln und, beginnt man früh genug damit, gänzlich verhindern. Voraussetzung für den Erfolg der Behandlung ist der absolute Verzicht auf alles Zuckerhaltige.

Die Kur setzt etwa 3 Monate vor dem voraussichtlichen Auftreten des Heuschnupfens ein, und zwar mit der täglichen Einnahme von Apfelessig und Honig. Man führt die → *Apfelessigkur* (siehe Teil 2) so durch, daß man morgens eine Viertelstunde vor dem Frühstück und abends vor dem Schlafengehen je 1 Glas dieses Getränks langsam und schluckweise zu sich nimmt. Außerdem wird zu jeder Mahlzeit 1 Eßlöffel Maisöl und danach 1 Eßlöffel Honig eingenommen.

Etwa 3 Wochen vor dem voraussichtlichen Ausbruch beginnt man, täglich 1mal 1 Stück Bienenwabe, etwa in Briefmarkengröße, zu kauen. Nach 20 bis 30 Minuten gutem Durchkauen kann man das Wachs ausspucken. (Saubere Bienenwaben sind beim Imker oder im Reformhaus erhältlich.) Gleichzeitig lutscht man 3mal täglich 1 Tablette

(H) **Similasan Heuschnupfenmittel Nr. 1** (CH: Similasan AG, D: Marka GmbH).

Während, vor oder nach der Einnahme dieser Tablette darf für 1/2 Stunde weder etwas gegessen noch etwas getrunken werden. Sollten trotz dieser Behandlung Symptome des Heuschnupfens auftreten, kaut man so oft als nötig 1 Stück Honigwabe, um die Nase trocken und frei zu halten. Die ganze Kur wird über die Dauer der Heufiebersaison fortgesetzt.

Eine andere bewährte Kur beginnt bereits im Februar: Man nimmt morgens nüchtern, etwa 1/2 Stunde vor dem Frühstück, 1 bis 2 Kapseln

(B) **Pollinose-Ronneburg** (Alsitan-Gesellschaft)

unzerkaut mit etwas Flüssigkeit (Anweisung auf der Packung genau beachten). Begleitend dazu nimmt man 3mal am Tag je 10 Tropfen

(H) **Heuschnupfenmittel** (DHU).

Die Tropfen, die ebenfalls 1/2 Stunde vor dem Essen einzunehmen sind, werden direkt auf die Zunge geträufelt und lange im Munde behalten. Diese Kur muß spätestens im Februar begonnen und bis zum Ende der Heuschnupfensaison durchgeführt werden. Zu beiden Kuren empfiehlt sich die Einnahme von 3mal täglich 2 Dragées

(B) **Wobenzym-N-Drg.** (Mucos GmbH),

etwa 1 Stunde vor dem Essen und zur Umstimmung eine **Eigenblutbehandlung** (siehe Teil 3). Reichlicher Genuß von frischem **Knoblauch** sowie **Akupressur** der Allergiepunkte (siehe Teil 3) erhöhen den Therapieerfolg.

Eine regelmäßige Durchführung der Kur und die jährliche Wiederholung über 2 bis 3 Jahre ist die Voraussetzung für eine dauerhafte Heilung.

Hexenschuß

Am schnellsten hilft bei Hexenschuß eine heiße Packung, die man alle 3 Stunden erneuert (siehe unter → *Heublumensack* in Teil 2). Bettruhe ist angezeigt, da der Körper nach der Packung warm zu halten ist. Morgens und abends wird die schmerzende Stelle mit → *Johanniskrautöl* (siehe Teil 2) massiert. Auch Einreibungen mit → *Salz-Kirsch-Wasser* (siehe Teil 2) lindern den Schmerz. Ebenso kann ein heißer **Kartoffelsack** helfen. Etwa 2 Kilogramm mit der Schale gekochte Kartoffeln werden heiß in einem Leinensack zu Brei gedrückt und auf den schmerzenden Rücken gelegt. Die Anwendung kann mehrfach wiederholt werden.

Hitzewallungen

Hauptsächlich Frauen haben unter dieser lästigen Erscheinung zu leiden. Mit folgendem Mittel kann ihnen schnell geholfen werden:

(H) **Klimaktheel-Tbl.** (Heel).

Etwa 1/2 Stunde vor den Hauptmahlzeiten läßt man jeweils 1 Tablette im Munde zergehen. Außerdem ist folgende homöopathische Mischung (alles DHU) zu nehmen:

Rp.
(H) **Jaborandi D 3, Dil.**
(H) **Valeriana D 2, Dil.**
(H) **Sanguinaria D 4, Dil.**
(H) **Acidum sulfuricum D 4, Dil.**
(H) **Sambucus nigra D 2, Dil.** $\overline{aa}$ 10,0

M. D. S.: 3mal täglich 15 Tropfen auf die Zunge, 1 Stunde nach dem Essen, lange im Mund behalten.

Hodenschmerzen, -verhärtungen, -geschwülste

Diese Beschwerden lassen sich gut mit **Honig** behandeln. Man taucht dazu ein Tuch in warmes Wasser, wringt es kräftig aus und glättet es. Danach bestreicht man es mit gutem Honig und macht damit Auflagen auf die Hoden. Über das feuchte Tuch wird ein trockenes, darüber ein wollenes Tuch gelegt. Die Auflage bleibt ca. 1 Stunde liegen und wird bis zur Heilung stündlich erneuert. Vor jedem Honigaufstrich wird das Tuch ausgewaschen.

Hornhaut

Siehe Behandlung unter → *Hühneraugen.*

Hühneraugen

Mit **Collomack** (Mack) lassen sich schmerzlos und sicher Hühneraugen, Hornhaut und Warzen beseitigen. Man gibt morgens und abends jeweils 1 Tropfen der Flüssigkeit auf die betreffende Stelle und wartet, bis die Lösung eingetrocknet ist. Nach wenigen Tagen läßt sich eine Schicht toten Gewebes abziehen. Man kann diese Schicht auch mit einem heißen Bad ablösen. Die Behandlung wird so lange fortgesetzt, bis das ganze Gebilde, Schicht um Schicht, abgetragen ist.

Aber auch mit **Rizinusöl** lassen sich Hühneraugen und Hornhaut erweichen, wenn man täglich das Öl auf die harten Hautstellen aufstreicht.

Hustenreiz

Bei dem lästigen Hustenreiz (Husten siehe unter → *Bronchitis*) hilft 1 Glas Wasser mit 2 Teelöffel **Apfelessig**. Davon trinkt man bei jedem Reiz einige Schlucke. Der Kitzel wird danach schnell nachlassen.

Ein bewährtes Medikament gegen Reiz- und Kitzelhusten ist die folgende rezeptfreie homöopathische Mischung:

Rp.
(H) **Sticta pulmonaria D 2, Dil.**
(H) **Aralia racemosa D 3, Dil.**
(H) **Hyoscyamus D 4**
(H) **Rumex D 2, Dil.** a̅a̅ 10,0
(H) **Ammonium bromatum D 3, Dil.**
(H) **Senega D 3, Dil.** a̅a̅ 5,0

M. D. S.: 3mal täglich, 1/2 Stunde vor oder nach dem Essen, 15 Tropfen auf die Zunge geben.

Auch → *Zitronensirup* (siehe Teil 2) vermag den Hustenreiz zu stillen, ohne zu schaden. Er ist besonders für Kinder geeignet, da er den Magen nicht angreift.

Impetigo

Impetigo (Zehrgrind, Eiterflechte, Blasenflechte) ist eine anstek-
kende Infektion der Haut durch Staphylokokken und Strepto-
kokken, deren Ausheilung meist 3 bis 4 Wochen dauert. Der
Kranke hat streng darauf zu achten, daß er den Ausschlag nicht
mit seinen Fingern berührt, da sonst die Gefahr der fortgesetzten
Selbstansteckung besteht. Handtuch, Waschlappen und Seife
dürfen nicht von den anderen Familienmitgliedern benutzt werden.

Für die Behandlung werden alle von der Krankheit befallenen
Hautstellen mit einem Wattestäbchen und unverdünntem Apfelessig in stündlichen Intervallen betupft. Außerdem macht man
die → *Apfelessigkur* (siehe Teil 2) und ißt nach jeder Mahlzeit
1 gehäuften Teelöffel Honig.

Zur Unterstützung der körpereigenen Abwehrkräfte nimmt man

(B) **Contra Infekt-Trpf.** (Rentschler),

1mal 40 Tropfen, dann 6mal 20 Tropfen, ab dem 2. Tag 3mal
20 Tropfen auf die Zunge.

Mit dieser Behandlung läßt sich der Ausschlag meist schon in
4 bis 6 Tagen ausheilen.

Impotenz

Siehe unter → *Sexuelle Schwäche* und unter → *Potenzstörungen*
in Teil 3.

Insektenstiche

Bisse oder Stiche von Insekten können durch ihren Juckreiz sehr lästig werden. Dagegen hilft der Saft des auf allen Wiesen und an allen Wegen wachsenden **Wegerichs**. Der bekannte Spitzwegerich eignet sich ebenso wie der breite Wegerich. Die sauber abgewischten oder abgewaschenen Blätter werden zwischen den Fingern zerquetscht, und der Saft wird auf die Stichstelle aufgerieben. Dies wiederholt man mehrfach und legt die gequetschten Blätter auf. Der Schmerz oder der Juckreiz wird bald darauf verschwinden.

Wo die Beschaffung des Wegerichs mit Schwierigkeiten verbunden ist, kann man sich aus der Apotheke die Wegerichtinktur **Plantago major** Ø besorgen. Sie wird tropfenweise aufgetragen und in die Haut eingerieben. Hingegen hilft jener Wegerichsaft, der für Trinkzwecke hergestellt wurde, nicht.

Bei jeder Art von Insektenstichen wie auch bei Hautreizungen durch Quallen oder Pflanzen hilft das

(H) **Similasan Insektenmittel** (CH: Similasan AG, D: Marka GmbH).

Die betroffenen Hautstellen mit steriler Gaze bedecken und die Tropfen bis zur völligen Durchnässung aufträufeln. 5- bis 6mal täglich wiederholen. Das gleiche Mittel 3- bis 6mal täglich auf die Zunge geben.

Siehe auch unter → *Bienen- und Wespenstiche.*

Ischiasschmerzen

Gekochter, dickflüssiger Saft von ausgereiften **Holunderbeeren** ist ein ausgezeichnetes Mittel gegen Ischiasschmerzen. Man nimmt davon kalt oder warm täglich morgens und abends etwa 30 bis 40 Gramm zusätzlich zu den verordneten Medikamenten. Achtung, Holunderbeeren niemals roh essen! Holunder ist auch unter den Bezeichnungen Fliederbeere, Holunder- und Holler-busch bekannt.
Ebenfalls schmerzlindernd wirkt

(H) Colocynthis-Homaccord. Liq. (Heel),

wovon man 3mal täglich 10 Tropfen auf die Zunge gibt. Das Mittel sollte lange im Munde behalten werden; zudem soll man 1/2 Stunde vorher und nachher keine Speisen und Getränke zu sich nehmen.

Karzinom

Siehe unter → *Krebs* und unter den verschiedenen Krebserkrankungen, wie → *Brustkrebs*, → *Zungenkrebs* usw. Siehe auch unter → *Krebsvorbeugung* in Teil 2.

Kehlkopfkrebs

Zusätzlich zur klinischen Behandlung oder zu den unter → *Krebs* angeführten Heilmaßnahmen kann man selbst noch viel zur Genesung beitragen, wenn man mit einem Tee aus den Blättern der **Käsepappel** *(Folia Malvae neglectae)* gurgelt.
Pro Tasse wird 1 gehäufter Teelöffel überbrüht. Danach läßt man ihn 10 Minuten ziehen, gießt ab und gurgelt stündlich damit. Die beim Durchseihen verbliebenen Rückstände werden mit der gleichen Menge Gerstenmehl vermischt und leicht erwärmt. Diesen Brei legt man nachts warm um den Kehlkopf und auf die umliegenden Halspartien.
Sobald Honig vertragen wird, sollte man vor und nach jeder Hauptmahlzeit jeweils 1 gehäuften Teelöffel nehmen. Es darf aber nur naturreiner Honig verwendet werden.

Keuchhusten

Der Keuchhusten sollte nicht durch Hustenblocker (Codein) verschleppt werden, er muß ausgehustet werden.
Zunächst werden heiße → *Brustwickel* gemacht (siehe Teil 2)

und → *Zwiebelsirup* gegeben (Zubereitung siehe in Teil 2). Dazu erhält der Kranke den → *Keuchhustentee* (siehe Teil 4). Die weitere Therapie besteht aus einigen homöopathischen Mitteln:

(H) **Drosera-Plantaplex, Liq.** (Steigerwald),
4mal täglich 10 Tropfen bei Kleinkindern, 15 bis 20 Tropfen bei Schulkindern und Erwachsenen, auf die Zunge geben.

(H) **Droperteel-Tabl.** (Heel),
je 1 Tablette um 10 Uhr und um 18 Uhr lutschen.

(H) **Spascupreel-Tabl.** (Heel),
um 12 Uhr und um 20 Uhr je 1 Tablette lutschen.

(B) **Phytobronchin-Trpf.** (Steigerwald),
je nach Alter 10 bis 20 Tropfen in 1 Glas heißes Wasser geben und diese Menge etwa 3- bis 4mal täglich einnehmen.

Bei Unruhezuständen der Kinder führt man mehrmals 1 Zäpfchen

(B) **Viburcol-Supp.** (Heel)

in den Darm ein. Bei hohem Fieber siehe unter → *Fieber*.

Kinderlähmung (meldepflichtig)

Diese Krankheit (Poliomyelitis epidemica) erfordert die sofortige Hinzuziehung eines Arztes. Es ist aber in den USA bewiesen worden, daß die Heilung wesentlich beschleunigt wird, wenn auf Zucker und alle zuckerhaltigen Speisen und Getränke sowie auf Schweinefleisch und -fett vollständig verzichtet wird.

Kinderlosigkeit

Kinderlosigkeit hat meist organische Ursachen. Trotzdem lohnt sich ein harmloser Versuch für beide Partner.

Dazu gehören viel Milch, Milchprodukte sowie eine reichliche Weizenkeim-, Weizenöl- oder eine andere Vitamin-E-haltige Kost (Salat, Spinat, Grünkohl, Kalbs- oder Rinderniere, Bückling, Rogen, Kabeljau, Eidotter, Petersilie, Lauch, Schwarzwurzel, grüne Sojabohnen, Lebertran vom Dorsch oder Steinbutt, Maisöl, Roggenöl usw.). Zucker, Orangen und Grapefruits sollte man meiden, dafür Roggenbrot, Honig und Obst sowie Weintrauben, Heidel- oder Preiselbeeren bevorzugen. Außerdem führt man die → *Apfelessigkur* durch (siehe Teil 2). Wer sich zu dieser Kur auch noch eine Luftveränderung von 2 bis 3 Wochen erlauben kann, sollte davon Gebrauch machen.

Klistier

Siehe unter → *Einlauf* in Teil 2.

Kloßgefühl im Hals (Globus hystericus)

Das unangenehme Gefühl, einen großen Knoten im Hals zu haben und dadurch nicht richtig schlucken zu können, läßt sich mit folgenden Mitteln beseitigen:

(H) **Ypsiloheel-Tabl.** (Heel).

Hiervon ist morgens, mittags und abends, ca. 1/2 Stunde vor dem Essen, je 1 Tablette zu lutschen, und von der Flüssigkeit

(H) **Ignatia-Homaccord, Liq.** (Heel)

werden 3mal am Tage 10 Tropfen, etwa 1 Stunde nach dem Essen, auf die Zunge geträufelt.

Knochenbrüche

Knochenbrüche heilen viel schneller und besser, wenn man 3mal täglich 1 Tablette

(B) **Kelpophos** (Reformhaus)

zu den Hauptmahlzeiten einnimmt. Die Kallusbildung unterstützt man durch zusätzlich 3mal täglich 15 Tropfen

(H) **Symphytum D 2, Dil.** (DHU),

die auf die Zunge getropft und lange im Mund behalten werden.

Knochenerkrankungen der Kinder

Knochenhaut- und Knochenmarkentzündungen, Knochengeschwülste oder Schwund der Knochensubstanz lassen sich mit dem feingemahlenen Samen vom **Bockshornklee** *(Semen Foeni graeci)* günstig beeinflussen, oft sogar heilen. Man rührt 1 gehäuften Teelöffel in einer Tasse kaltem Wasser zu einem Getränk an, das 3mal täglich in kleinen Schlucken eingenommen wird.

Knochenentkalkung

Knochenentkalkung bei älteren Menschen, Osteoporose oder Stabilitätsschwäche des Stütz- und Bewegungsapparates werden mit täglich 1 Liter frischer Kuhmilch, der man 1 Eßlöffel Lebertran oder 1/2 Eßlöffel Weizenkeimöl zusetzt, behandelt. Dazu kaut man 3mal täglich 2 Tabletten

(H) **Calcium-Tabl. Infirmarius** (Infirmarius-Rovit)

während des Essens. Diese Kur muß sich über einen längeren Zeitraum erstrecken.
Mit 2 weiteren homöopathischen Mitteln kann die Heilung beschleunigt werden. Von den

(H) **Osteoheel-Tabl.** (Heel)

lutscht man 3mal täglich 1 Tablette, 1/2 Stunde vor dem Essen, und von

(H) **Symphytum D 2, Dil.** (DHU)

nimmt man 3mal täglich 1 Stunde nach dem Essen 10 Tropfen und hält sie vor dem Schlucken lange im Munde.

Knochenwachstum

Ist es notwendig, das Wachstum der Knochen anzuregen oder zu fördern, so trinkt man täglich 1 Liter frische Buttermilch und 1/2 Liter frische Kuhmilch. Dabei ist der Genuß von Zucker und zuckerhaltigen Speisen und Getränken verboten.
Siehe auch unter → *Knochenentkalkung*.

Koliken

Bei Koliken wird es in der Regel unumgänglich sein, einen Arzt oder Heilpraktiker zu rufen, doch kann man sich bis zu dessen Eintreffen mit → *Lendenwickeln* (siehe Teil 2) oder mit der → *Heublumensackauflage* (siehe Teil 2) über die schlimmsten Schmerzen hinweghelfen.
Siehe auch unter → *Nierensteine* und unter → *Gallenstauungen*.
Es lohnt sich aber auch, ein Gläschen → *Knoblauchsaft* (siehe Teil 2) zu trinken und zusätzlich mit der angewärmten, aber verdünnten Tinktur (1 Teil Knoblauchsaft auf 1 Teil Wasser) einzureiben.
Auch Senfbreiauflagen (siehe unter → *Nierensteine*) vermögen Koliken zu beenden.
Bei Magen- oder Darmkrämpfen ist

(B) **Iberogast** (Steigerwald)

sehr rasch wirksam. Bei akuten Beschwerden anfangs halbstündlich 15 Tropfen, dann 3mal 20 Tropfen unverdünnt nehmen (gut einspeicheln).

Konzentrationsschwäche

Wenn diese Schwäche nicht auf einer Verkalkung der Hirngefäße beruht, läßt sich die folgende Behandlung mit gutem Erfolg anwenden: Man läßt 3mal täglich, und zwar stets 1/2 Stunde vor dem Essen, 1 bis 2 Tabletten

(H) **Kalium-phosphoricum-Oligoplex®-Tabl.** (Madaus)

mit 1 Tablette

(H) **Acidum phosphoricum D 3** (DHU)

im Munde zergehen und kaut alle 2 Stunden jeweils 3 süße Mandelkerne. Zusätzlich nimmt man vor jeder Mahlzeit 1 Teelöffel Honig. Siehe auch unter → *Gedächtnisschwäche.*

Kopfflechte

Diese Infektion der Kopfhaut wird durch einen Pilz hervorgerufen. Im Verlauf dieser Krankheit, die bei Knaben zehnmal häufiger vorkommt als bei Mädchen, bilden sich auf dem Kopf runde, schuppige, völlig kahle Stellen. Die Behandlung ist verhältnismäßig einfach, setzt aber voraus, daß sofort jede Form von Schweinefleisch und -fett sowie jede Form von Zucker gemieden wird.
Die befallenen Hautstellen werden morgens und abends mit

Mycatox-Liq. (Brenner)

betupft und in der Zwischenzeit im stündlichen Intervall mit Wattestäbchen und unverdünntem Apfelessig befeuchtet.

Außerdem macht man 3mal täglich die → *Apfelessigkur* (siehe Teil 2) und ißt nach jeder Mahlzeit 1 gehäuften Teelöffel Honig.

Kopfjucken

Siehe unter → *Hautjucken*.

Kopfschmerzen

Wenn der Behandler die Ursache nicht finden und nicht helfen kann, so lohnt sich immer ein Versuch mit einer der folgenden Behandlungsmethoden: Regelmäßig morgens und abends Umschläge mit frisch gepreßtem **Spitzwegerichsaft** auf Stirn und Nacken können den immer wiederkehrenden Kopfschmerz heilen; auch eine Kur mit **Wacholderbeertee** (Anwendung siehe unter → *Migräne*) kann helfen.

Kopfschmerzen bei Nervenschwäche lassen sich günstig mit **Johanniskrautblüten** *(Flores Hyperici)* beeinflussen. Pro Tasse gießt man 1 Teelöffel auf und trinkt diesen Tee 3mal pro Tag. Bei nervösen Kopfschmerzen lohnt es sich, den in Teil 4 angegebenen → *Kopfschmerztee* zu trinken; ansonsten trinkt man → *Kopfschmerz-Migräne-Tee* (siehe Teil 4). Kalziumreiche Kost, vor allem reichlich frische Kuhmilch, oder die Einnahme von Kalziumpräparaten ist bei der Kopfschmerzbehandlung notwendig. Die Einreibung von Stirn und Schläfen, Gesicht, Hals und Nacken (bis hinter die Ohren) mit → *Salz-Kirsch-Wasser* (siehe Teil 2) hat in vielen Fällen rasche Befreiung vom Kopfschmerz gebracht.

Jede Kopfschmerztherapie wird durch den reichlichen Genuß von Bananen und 2 Teelöffeln Honig zu jeder Mahlzeit sowie durch eine → *Apfelessigkur* (siehe Teil 2) unterstützt.

Gegen Kopfschmerzen und Migräne lohnt sich ein Versuch mit

(H) **Similasan Kopfschmerz-Globuli** (CH: Similasan AG, D: Marka GmbH).

Bei akuten Schmerzen halb- bis stündlich 5 Kügelchen, bei chronischen Beschwerden 3mal täglich 7 Globuli unter der Zunge zergehen lassen. Dazu → *Akupressur* (siehe Teil 3). Bei chronischen Kopfschmerzen ist eine → *Weizenschleimkur* (siehe Teil 2) angebracht.

Auch **Mandeln** können den Griff zur Schmerztablette überflüssig machen. Versuchen Sie es einmal. Nehmen Sie sofort bei den ersten Anzeichen entweder 10 süße oder 5 bittere Mandeln, und kauen Sie sie gut durch. Oft verschwindet der Kopfschmerz wenige Minuten später, und Sie müssen nicht die schädigenden Nebenwirkungen von Tabletten befürchten.

Bei allen Arten von Kopfschmerzen sollte man immer auf eine gute Funktion des Verdauungsapparates und der Nieren achten. Siehe auch unter → *Migräne*.

Kopfschuppen

Die → *Melassekur* (siehe Teil 2) zusammen mit Auflagen oder Einreibungen von verdünntem **Apfelessig** (1 Teil Apfelessig auf 1 Teil Wasser) läßt die Schuppen bald verschwinden. Außerdem fügt man täglich den fertigen Hauptmahlzeiten je 1 Eßlöffel Maisöl bei.

Eine weitere Behandlungsmöglichkeit von Schuppen und frühem Haarausfall ist ein Absud aus 1 Teil kleingeschnittener **Brennesselwurzel** und 1 Teil reinem **Apfelessig**. Dieses Mittel wird äußerlich, zur Einreibung der Kopfhaut, und innerlich, täglich 4mal 1 Teelöffel, angewendet.

Auch mit **Zinnkraut** *(Herba Equiseti)* lassen sich Schuppen erfolgreich behandeln. Man setzt abends 5 Tassen kaltes Wasser mit 5 gehäuften Teelöffeln Zinnkraut an und erhitzt dies am Morgen bis zum Siedepunkt (ohne zu kochen). Mit dem Abguß wäscht man den Kopf und läßt den Tee eine Viertelstunde einwirken. Nach dem Spülen mit klarem, lauwarmem Wasser und dem Abtrocknen wird die Kopfhaut mit feinem Olivenöl kräftig massiert. Diese Maßnahme hat täglich zu erfolgen.

Krampfadern

Krampfadern lassen sich in den seltensten Fällen völlig zurückbilden. Dennoch ist es nicht ratsam, Krampfadern veröden oder entfernen zu lassen. Auf jeden Fall sollte erst ein Versuch mit dieser erprobten Kur gemacht werden: Morgens und abends feuchtet man die Krampfadern mit einem Wattebausch und unverdünntem Apfelessig gut an und läßt den Essig in die Haut eintrocknen. Innerlich wendet man die → *Apfelessigkur* an (siehe Teil 2) und nimmt dazu folgende Medikamente:

(H) **Camphora-Trpf.** (Infirmarius-Rovit),
3mal täglich, 1/2 Stunde vor dem Essen, 15 Tropfen auf die Zunge geben.

(H) **Calcium-Tabl.** (Infirmarius-Rovit),
3mal täglich 2 Tabletten während der Hauptmahlzeiten zerkauen.

(B) **Aescorin-Trpf.** (Steigerwald),
3mal täglich, 1 Stunde nach dem Essen (nicht wie auf der Pakkung angegeben), 25 Tropfen in etwas Wasser geben.

Äußerlich macht man Auflagen mit
(B) **Exhirud-Salbe** (Plantorgan).

Dafür wird ein entsprechend großes Stück Leinen angefeuchtet,
ausgewrungen, geglättet und mit der Blutegelsalbe millimeter-
dick bestrichen. Über diese Auflage legt man ein etwas größeres
Stück dünne Plastikfolie, damit die Salbenpackung nicht aus-
trocknet. Dann wird alles mit 2 elastischen Binden fixiert, wobei
die zweite Binde in der Gegenrichtung der ersten gewickelt wird.
Die Packung nur nachts auflegen und die Kur etwa 3 Monate
durchführen.
Auch → *Ringelblumensalbe* (siehe Teil 2) kann helfen.

Krätze

Krätze heilt, wenn der Saft der frischen Stengel von **Ringelblumen** *(Calendula officinalis)* auf die kranke Haut aufgetragen und
dazu **Ringelblumentee** *(Flores Calendulae)* getrunken wird. Pro
Tasse gießt man 1 gehäuften Teelöffel auf und trinkt eßlöffelwei-
se 4 Tassen über den ganzen Tag verteilt.

Krebs

Die klinische Behandlung sollte bei jeder Form von Krebs so früh als möglich beginnen. Zusätzlich sind aber Anwendungen und Mittel aus der Volks- und Naturheilkunde immer lohnend. Sie unterstützen das Heilungsbestreben des Körpers, erreichen häufig eine viel tiefer greifende Wirkung als alle Chemotherapeutika und haben sich oft als Lebensretter erwiesen.

Wichtig für den Erfolg jeder Krebsbehandlung sind:

1. die **Beseitigung von Zahngranulomen,** da sie die Metastasenbildung immens beschleunigen,

2. die **Eliminierung aller toten Zähne,** weil in jedem toten Zahn Dimethylsulfid entsteht und dies das Krebswachstum fördert,

3. der **tägliche Genuß von zwei rohen Knoblauchzehen,** verteilt auf die 3 Hauptmahlzeiten, und die **stündliche Einnahme eines gehäuften Kaffeelöffels Honig** (siehe Teil 5 unter → *Honig*), weil Knoblauch und Honig die Wachstumsenergie der Krebszellen stark herabsetzen und die Teilung und die Vermehrung der Zellwucherungen rigoros hemmen,

4. der tägliche Genuß von 4 Tassen **Ringelblumentee** *(Flores Calendulae).* Für diesen Tee überbrüht man 1 gehäuften Teelöffel mit 1 Tasse kochendem Wasser, läßt ihn 10 Minuten stehen und gießt schließlich ab. Der Tee muß ungesüßt getrunken werden, und zwar etwa alle 45 Minuten 1 Eßlöffel voll. Die Ringelblume gilt seit alters als wichtiges Heilmittel bei Krebs.

   (Siehe auch unter → *Ringelblumensalbe* und → *Ringelblumentinktur* in Teil 2.)

Gegen die Krebskachexie hilft die gleiche Rezeptur, die unter → *Altersschwäche* angegeben ist. Zur → *Krebsvorbeugung* siehe Teil 2.

Siehe auch unter → *Brustkrebs*, → *Hautkrebs*, → *Lungenkrebs*, → *Zungenkrebs*, → *Drüsenkrebs*, → *Magenkrebs*, → *Kehlkopf-krebs*.

Zu jeder Krebstherapie sollte die regelmäßige Einnahme von täglich 3 Eßlöffeln reinen Bienenhonigs und 3mal täglich 2 Dragées

(B) **Wobenzym-N-Drg.** (Mucos GmbH)

gehören. Auch

(B) **Iscador-Inj.**

durch einen Facharzt für Naturheilverfahren sind wirksame Helfer gegen diese bösartige Krankheit.

Bei krebsartigen Geschwüren hilft sehr rasch → *Ringelblumen-salbe* (siehe Teil 2).

Kreislaufschwäche

Ein zu schwacher Kreislauf läßt sich mit → *Knoblauchsaft* (siehe Teil 2) wieder in Ordnung bringen. Zusätzlich nimmt man 3mal täglich 15 Tropfen

(H) **Camphora-Trpf.** (Infirmarius-Rovit),

1/2 Stunde vor dem Essen. Die Tropfen werden direkt auf die Zunge geträufelt und lange im Munde behalten.

Andere Behandlungsmöglichkeiten bieten die → *Sauerkraut-Apfel-Kur* und die → *Honigkur* (siehe Teil 2).

Bei schweren Kreislaufstörungen läßt man sich vom Arzt oder Heilpraktiker einige Injektionen subkutan verabreichen. Sie sind frei von jeder schädlichen Nebenwirkung und helfen prompt.

Da viel Flüssigkeit zugeführt werden muß, empfiehlt es sich, 4mal täglich das nachfolgende Teegemisch zusätzlich zu den sonstigen Getränken zu trinken:

Rp.
30,0 g **Mistel** *(Herba Visci),*
20,0 g **Schafgarbe** *(Herba Millefolii),*
10,0 g **Rosmarin** *(Folia Rosmarini),*

M. f. spec.: Pro Tasse gießt man 1 gehäuften Teelöffel des Teegemischs auf, rührt 1 Teelöffel Honig ein und trinkt den Tee schluckweise. Begleitend dazu ist vormittags und nachmittags je 1 Tasse salzhaltige Kraftbrühe zu trinken.

Lähmung der unteren Gliedmaßen

Bei der sogenannten Paralyse sollte man einen Versuch mit **Weinrebenblüten** *(Flores Vitis viniferae)* nicht unterlassen. Ein davon hergestellter Tee wirkt kräftigend und belebend auf die Funktionen des Rückenmarks, auf dessen Nervenknoten und Schaltzentren. Bei Lähmung der unteren Gliedmaßen bringt der Tee als Getränk wie auch als Einreibung gute Heilerfolge. Pro Tasse überbrüht man 1 gehäuften Teelöffel frischer Blüten und läßt sie 3 Minuten ziehen. Morgens und abends wird 1 Tasse langsam und schluckweise getrunken. Ein auf gleiche Weise zubereiteter Tee, den man aber 15 Minuten ziehen lassen muß, wird zur Einreibung der kranken Körperpartie und der Wirbelsäule, 3- bis 4mal täglich, verwendet. Oftmals kann auch ein guter Neuraltherapeut helfen.

Leberflecken

Ein einfaches und altbewährtes Hausmittel aus dem Schatz der Volksheilkunde, das die manchmal störenden Pigmentierungen verschwinden läßt, ist das folgende: Man reibt **Meerrettich**, nimmt auf 1 gehäuften Teelöffel 2 Teelöffel **Apfelessig** hinzu und vermischt beides gut. Diesen Brei setzt man 5 Stunden der Sonne aus und drückt ihn dann durch ein feines Sieb. Mit der Tinktur reibt man 3mal täglich die Leberflecken ein. Das Pigment wird unter der Behandlung verblassen, die Leberflecken werden ganz allmählich verschwinden. Diese Behandlung ist zwar völlig ungefährlich, doch muß darauf aufmerksam gemacht werden, daß nur Leberflecken und nicht etwa andere, plötzlich aufgetretene Hautmale damit behandelt werden dürfen! Es könnten unter

Umständen bösartige Prozesse sein, die der ärztlichen Behandlung bedürfen.

Auch **Löwenzahntee** und **Rizinusöl**, auf die Pigmente aufgetragen, zeigen bei Leberflecken guten Erfolg (siehe unter → *Muttermale*).

Leberschmerzen

Wer seine Leber spürt, der sollte unbedingt prüfen lasen, welche Ursachen seinem Leiden zugrunde liegen. Eine infektiöse Entzündung, Gallensteine, Leberkrebs, Zirrhose oder Malaria gehören unbedingt in die Behandlung eines Arztes oder Heilpraktikers. Schmerzt aber die Leber, ohne daß ein derartiges Grundleiden vorliegt, ist also nur die Leber erkrankt, so kann man sie auf einfache Weise wieder heilen. Man zerstößt **Maronen** (Eßkastanien) und mischt sie mit der gleichen Menge **Honig**. Davon ißt man täglich so oft und so reichlich, wie man mag. Bald wird der Schmerz verschwinden und die Leber gesunden. Die Menge des täglichen Bedarfs ist jeden Morgen frisch zuzubereiten. Das homöopathische Mittel

(H) **Chelidonium D 2, Dil.** (DHU),

3mal täglich 15 Tropfen auf die Zunge, 1/2 Stunde vor dem Essen, kann den Heilungsprozeß ganz erheblich unterstützen.

Der Leberkranke sollte aber auf jedem Fall seine Lebensweise sowie seine Eß- und Trinkgewohnheiten, die unter Umständen die Ursache seiner Krankheit sind, überprüfen.

Leukämie

Die medikamentöse Behandlung der Leukämie ist in der Regel recht erfolglos. Deshalb lohnt es sich immer, die Behandlung nebenher mit Heilkräutern zu unterstützen, was nur nützen, nie schaden und keine Therapie stören kann.

Die Behandlung sieht täglich 3 Tassen des → *Leukämietees* vor (siehe Teil 4), der warm, über den ganzen Tag verteilt, schluckweise zu trinken ist. Außerdem wird 1 gestrichener Teelöffel **Kalmuswurzel** *(Rhizoma Calami)* über Nacht in 1 Tasse kaltem Wasser angesetzt, morgens abgegossen und trinkwarm zubereitet. Davon trinkt man zu jeder der 3 Hauptmahlzeiten je 1 Schluck vor und nach dem Essen. Orangen, Grapefruits, Zitronen und Rhabarber sind ebenso wie Zucker, zuckerhaltige Speisen und Getränke zu meiden. Honig ist erlaubt.

Lippenbläschen

Lippenbläschen, meist durch Herpes-Viren hervorgerufen, heilen besser und schneller unter einer **Zinkwasserbehandlung**. Dazu werden 4 Gramm Zinksulfat, das in 100 Kubikzentimeter abgekochtem, kaltem Wasser aufzulösen ist, benötigt. In dieser Lösung wird ein Stück Verbandmull oder ein Wattebausch getränkt und an 4 aufeinanderfolgenden Tagen für jeweils 1 Stunde auf die erkrankte Lippe aufgelegt. Die Behandlung muß in den ersten 24 Stunden der Erkrankung begonnen werden.

Lungenkrankheiten

Bei infektiösen Lungenleiden, bei Lungentuberkulose (melde-pflichtig) und bei feuchtem Lungengangrän wird durch das Ein-atmen der Dämpfe von verdünntem **Wacholderöl** (Apotheke) die Ausbreitung der Infektion eingedämmt. Die stark keimtöten-de Kraft des Wacholderöls sowie dessen große Heilwirkung sind in der Lage, den Heilungsprozeß bei den genannten Krankheiten wesentlich zu beschleunigen.

Bei Lungentuberkulose der Kinder gibt es wohl kaum ein besse-res Mittel als den → *Wacholderbeersirup* (siehe Teil 2). Davon erhalten Kinder 3mal täglich 1 Stunde vor den Hauptmahlzeiten je 1 Teelöffel voll; Erwachsene müssen 3mal täglich 2 Teelöffel einnehmen.

Auch → *Möhrensirup* (siehe Teil 2) ist bei Erkrankungen der Lungen und Bronchien eine vorzügliche Medizin. Die Kranken erhalten davon täglich alle 2 Stunden 1 Eßlöffel. Begleitend dazu trinkt man folgendes Teegemisch:

Rp.
50,0 g **Spitzwegerich** *(Folia Plantaginis)*
40,0 g **Gartenthymian** *(Herba Thymi)*
20,0 g **Brennessel** *(Folia Urticae)*
20,0 g **Lungenkraut** *(Herba Pulmonariae)*
15,0 g **Huflattich** *(Flores cum Folia farfarae)*
15,0 g **Schafgarbe** *(Herba Millefolii cum floribus)*
10,0 g **Walnußblätter** *(Folia Juglandis)*
10,0 g **Zinnkraut** *(Herba Equiseti)*
10,0 g **Beinwell** *(Radix Symphyti)*
10,0 g **Taubnessel** *(Flores Lamii albi)*

M. f. spec.: Pro Tasse gießt man 1 gehäuften Teelöffel des Tee-gemischs auf. Ist der Tee auf Trinkwärme abgekühlt, rührt man

1 Teelöffel Honig ein und trinkt ihn 3mal täglich schluckweise über 1 Stunde verteilt.

Der Tee wirkt ebenfalls bei Husten, Keuchhusten, Bronchialkatarrh und Bronchialasthma.

Bei Lungentuberkulose helfen auch Cantharidenpflaster, die man sich von einem Heilpraktiker auflegen läßt.

Lungenkrebs

Es lohnt sich in jedem Fall, zusätzlich zur ärztlichen Behandlung die folgende, möglicherweise lebensrettende Kur zu machen.

Dafür nimmt man täglich 6 Teelöffel naturreinen **Bienenhonig**, und zwar je 1 Teelöffel vor und nach jeder Hauptmahlzeit. Weiterhin kaut man ständig einige kleine Stückchen **Kalmuswurzel** *(Rhizoma Calami)* und trinkt morgens und abends je 1 Tasse **Schafgarbentee** *(Herba Millefolii)*. Pro Tasse Wasser wird 1 Teelöffel aufgegossen.

Diese Kur muß über eine längere Zeit fortgeführt und durchgehalten werden. Es ist ratsam, dazu die weiteren unter → *Krebs* angeführten Maßnahmen anzuwenden.

Magenbeschwerden

Bei unklaren Magenbeschwerden wirkt Buttermilch besser als manche Medizin. Allerdings muß man täglich 1 Liter in kleinen Portionen, über den ganzen Tag verteilt, trinken.

Magen- und Darmstörungen lassen sich schnell und sicher mit **Kalmuswurzel** *(Rhizoma Calami)* heilen. Man gibt abends 1 gestrichenen Teelöffel in 1 Tasse kaltes Wasser und läßt dies bis zum Morgen stehen. Nach dem Abseihen wird der Tee nur leicht erwärmt. Vor und nach jeder Hauptmahlzeit trinkt man 1 Schluck, also 6 Schlucke am Tag. Bereits nach 14 Tagen spürt man die Heilung.

Magenbrennen, das sofort oder 1 bis 2 Stunden nach dem Essen auftritt, läßt sich mit verdünntem **Apfelessig** kurieren. Zu jeder Mahlzeit nimmt man 1/2 Glas Wasser mit 1 Teelöffel Apfelessig.

Die gleiche Mischung wird noch ein weiteres Mal während des Tages getrunken.

Schlechte Verdauungstätigkeit des Magens behandelt man mit warmen → *Leibauflagen* (siehe Teil 2) und mit

(B) **Bruder Fridolins Bitteren Magentropfen** (Dr. Kovar).

Beachten Sie bitte die Einnahmevorschrift. Unzureichende Magensäureproduktion kann auf die gleiche Weise behandelt werden. Zusätzlich nimmt man kurz vor jeder Mahlzeit 1/4 Liter frischen **Ananassaft** oder 1 Tasse **Enziantee** *(Radix Gentianae)* zu sich. Pro Tasse Wasser wird 1 Teelöffel des Tees leicht aufgekocht.

Magenkrämpfe löst man mit heißen → *Leibauflagen* oder mit → *Heublumensackauflagen* (siehe Teil 2).

Als Getränk bereitet man einen

Magen-Darm-Tee (Infirmarius-Rovit)

zu (Anweisung auf der Packung beachten). Das Mittel

(B) **Iberogast** (Steigerwald),

mehrmals 15 Tropfen auf die Zunge gegeben (gut einspeicheln), löst auch schnell die Magenkrämpfe.

Magen-Darm-Krankheiten der Säuglinge, Entzündungen oder Fäulnisprozesse im Darm lassen sich am besten mit rohem **Möhrenbrei** beheben.

Ein hervorragendes biologisches Mittel gegen Verdauungskrankheiten und Appetitlosigkeit der Säuglinge ist

(B) **Carminativum-Hetterich** (Galenika Hetterich)

(Anweisung auf der Packung beachten).

Erwachsene können Magen-Darm-Krankheiten durch den täglichen Genuß von 1 Zehe **Knoblauch**, verteilt auf die Hauptmahlzeiten, vermeiden.

Akute Verdauungsstörungen lassen sich mit ausschließlicher **Bananen**kost erfolgreich behandeln.

Entzündliche Krankheiten des Magens kuriert man mit

(H) **Basilicum-Plantaplex, Liq.** (Steigerwald) und mit
(H) **Gastricumeel-Tabl.** (Heel).

Von der Flüssigkeit werden 3mal täglich 15 Tropfen, 1/2 Stunde vor den Hauptmahlzeiten, auf die Zunge geträufelt und lange im Munde behalten (2 bis 3 Fl.). Von den Tabletten lutscht man 3mal täglich, 1 Stunde nach dem Essen, 1 Tablette (4 Pack.). Diese Therapie wird von einigen Scheiben frischer Ananas *vor* jeder Mahlzeit und etwas rohem Knoblauch *zu* jeder Mahlzeit unterstützt.

Heilend auf alle Erkrankungen des gesamten Verdauungstraktes wirkt auch eine Kur mit **Sano-Senfkörnern** (Reformhaus). (Anweisung auf der Packung beachten.)
Siehe auch unter → *Wermuttinktur* in Teil 2 und das Teerezept gegen → *Magengeschwüre* in Teil 4.

Magenkrebs

Von großer Heilwirkung bei einem Karzinom hat sich **Schöllkraut** *(Herba Chelidonii cum radice)* erwiesen. Pro Tasse gießt man 1 Teelöffel auf und trinkt täglich 3 Tassen, über den Tag verteilt, in kleinen Schlucken (etwa jede 1/2 Stunde). Es ist wirksamer, jede Tasse Tee frisch zuzubereiten und eine Viertelstunde ziehen zu lassen. Mit dieser einfachen Maßnahme wird die ärztliche Behandlung wirkungsvoll unterstützt. Aber auch die unter → *Krebs* angegebenen Hinweise sollten Beachtung finden.

Masern

Masern lassen sich mit homöopathischen Mitteln gut kurieren. Als erstes werden kühle → *Brustwickel* gemacht (siehe Teil 2). Kinder bis zu 2 Jahren erhalten morgens und abends je 5, Kinder über 2 Jahre morgens und abends je 10 Tropfen

(B) **A-E-Mulsin-forte** (Mucos GmbH)

auf die Zunge. (Dieses an Vitamin A und E reiche Präparat wird in einer Tube geliefert und gleicht einer Salbe.)

Weiter sind folgende Mittel nötig:

(H) **Bryaconeel-Tabl.** (Heel),
um 8 Uhr und um 16 Uhr je 1 Tablette lutschen;

(H) **Belladonna-Homaccord, Liq.** (Heel),
um 9 Uhr und um 17 Uhr je 5 Tropfen auf die Zunge träufeln und
lange im Munde behalten;

(H) **Arnica-Heel, Liq.** (Heel),
um 10 Uhr und um 18 Uhr je 6 Tropfen auf die gleiche Weise
einnehmen.

Aber auch

(B) **Wobenzym-N-Drg.** (Mucos GmbH)

führen schnell zur Ausheilung. Nötig sind stündlich 3 Dragées.

Menstruation

Zu starke monatliche Blutungen lassen sich mit **Apfelessig** wieder normalisieren. Dafür trinkt man täglich 4mal 1 Glas Wasser
mit 2 Teelöffel Apfelessig. Diese Therapie kann den Beginn der
Menstruation um einige Tage verzögern.
Ist die Periode zu schwach oder stellt sich keine Blutung ein, so
ist täglich morgens nüchtern 1 Tasse **Schafgarbentee** *(Herba
Millefolii)* zu trinken. Beim nächstenmal wird die Regel normal
sein.

Migräne

Da es für diese Art von Kopfschmerzanfällen diverse, heute zum Teil noch immer nicht geklärte Ursachen gibt, läßt sich auch keine einheitliche Therapie empfehlen.

Bestimmte Formen von Migräne lassen sich kupieren, wenn man 1/2 Teelöffel **Lindenholzkohle,** auch Lindenkohlenpulver genannt *(Carbo Tiliae)*, in etwas Wasser gelöst, einnimmt.

Ebenfalls helfen kann der regelmäßige Genuß von **Wacholderbeertee.** Für 1 Tasse werden 3 bis 4 Gramm Beeren zerquetscht und mit kochendem Wasser überbrüht. Der Tee muß etwa 5 Minuten ziehen. Davon werden täglich 3 bis 4 Tassen des warmen Tees schluckweise, über den ganzen Tag verteilt, getrunken.

Eine andere Art der Selbstbehandlung läßt sich mit **Apfelessig** durchführen. Dazu gießt man Wasser und Apfelessig zu gleichen Teilen in einen Topf und bringt das Gemisch zum Kochen. In der Zwischenzeit lutscht man 1 Teelöffel Honig. Wenn die Flüssigkeit kocht, wird der aufsteigende Dampf bis zu 100mal durch die Nase eingeatmet. Dies sollte nicht nur während eines Anfalls mehrmals, sondern auch in der Zwischenzeit, mindestens aber 1mal täglich gemacht werden.

Aber auch → *Salz-Kirsch-Wasser* (siehe Teil 2), mit dem täglich abends vor dem Schlafengehen eingerieben wird, hat schon manchen Kopfschmerz für alle Zeiten geheilt.

Als Dauerbehandlung eignen sich der → *Kopfschmerz-Migräne-Tee* (siehe Teil 4) und **Bierhefe** (Reformhaus), von der man jeweils nach dem Essen 1 Eßlöffel voll zu sich nimmt.

Jede Migränetherapie wird sehr wirkungsvoll durch den reichlichen Genuß von **Bananen,** 1 Eßlöffel **Maisöl** zu jeder Hauptmahlzeit und eine → *Apfelessigkur* (siehe Teil 2) unterstützt.

Migränekranke sollten sich die **Akupressur**punkte für Schmerzen und Kopfschmerzen (siehe Teil 3) einprägen und beim beginnenden Anfall akupressieren.

Milzleiden

Milzleiden jeder Art heilt man mit einer Mischung aus 1 Teil **Rettichsaft** und 1 Teil **Honig**. Davon ist 3- bis 4mal täglich 1 Eßlöffel gestrichen voll einzunehmen. In schweren Fällen sollte die → *Honigkur* (siehe Teil 2) durchgeführt werden.

Mitesser (Komedonen)

Zur Entfernung der Mitesser bereitet man einen Brei aus **Weizenkleie** und dünnflüssigem **Honig** zu, trägt diesen abends auf die befallenen Hautstellen auf und wäscht morgens das Gesicht mit lauwarmem Wasser. Danach lassen sich die Mitesser leicht ausdrücken.

Mittelohrentzündung

Es ist ratsam, bei jeder Mittelohrentzündung zum Arzt oder Heilpraktiker zu gehen, doch kann man sich, wenn notwendig, auch selbst helfen. Die Behandlung muß aber bereits am ersten Krankheitstag beginnen. Zuerst wird, stündlich oder bei Auftreten von Schmerzen wiederholt, 1 Zäpfchen

(B) **Viburcol-Supp.** (Heel)

in den Darm eingeführt. Als nächstes träufelt man in das kranke Ohr den halben Inhalt einer Ampulle

(H) **Traumeel** (Heel)

(dabei auf der gesunden Seite liegen). Die Ampulle vorher in der Hand auf Körpertemperatur anwärmen. Zudem werden in den ersten 5 Stunden im halbstündigen Abstand jeweils 2 Dragées

(B) **Wobenzym-N-Drg.** (Mucos GmbH)

geschluckt. Anschließend wird dieses Medikament für weitere 5 Stunden im stündlichen Abstand genommen. Danach genügen 3mal täglich 2 Dragées. Empfehlenswert ist, sich durch den Arzt oder Heilpraktiker Quaddeln (Einspritzungen in die Haut, die das periphere Nervengeflecht erreichen) mit einer Mischung aus je 1 Teil

(H) **Traumeel** (Amp. Heel) und
(H) **Impletol** (Amp. Bayer)

nach folgendem Schema setzen zu lassen: je 1 Quaddel über den *Processus mastoideus*, hinter dem Ohr in der Ohrmitte am Haaransatz, am oberen Ohransatz, dort, wo das Haar beginnt, und vor dem Ohr in der Vertiefung der Ohrmitte. Mit dieser Methode lassen sich die meisten Mittelohrentzündungen komplikationslos heilen.

Müdigkeit

Chronische Müdigkeit ist stets ein Warnzeichen des Körpers. Man sollte deshalb prüfen, ob man dem Körper nicht zuviel zumutet, sei es mit seinen Arbeits-, mit seinen Eß-, Trink- oder Schlafgewohnheiten.

Bekämpfen läßt sich die chronische Müdigkeit mit einer Mischung aus **schwarzer Melasse**, **Apfelessig** und **Honig**. 2 gehäufte Teelöffel Melasse und 4 Teelöffel Apfelessig werden in 1 Tasse gut verrührt. Danach wird die Tasse mit Honig aufgefüllt und alles gut gemischt. Von diesem Gemisch nimmt man vor dem Schlafengehen 2 Teelöffel, am Morgen nach dem Aufstehen 2 Teelöffel und vor dem Mittag- und dem Abendessen jeweils 1 Teelöffel. Außerdem gibt man 3mal täglich in einem mindestens halbstündigen Abstand von Speisen und Getränken jeweils 10 Tropfen

(H) **China-Homaccord, Liq.** (Heel)

auf die Zunge und behält die Tropfen lange im Munde.

Mund

Gegen einen trockenen Mund helfen das homöopathische Mittel

(H) **Magnesium carbonicum D 4, Tabl.** (DHU),

von dem man täglich 3mal 1 Tablette, 1/2 Stunde vor dem Essen, lutscht (3 Pack.), und das folgende vom Apotheker zubereitete Gemisch:

Rp.
(H) **Colchicum D 4, Dil.** (DHU)
(H) **Aconitum D 4, Dil.** (DHU) $\overline{aa}$ 10,0

M. D. S.: 3mal täglich, 1 Stunde nach dem Essen, 15 Tropfen auf die Zunge träufeln (2 bis 3 Fl.).

Dieses Mittel darf nicht zusammen mit Speisen oder Getränken eingenommen werden.

Zudem empfiehlt es sich, halbstündlich 1 Schluck Buttermilch zu trinken.

Mundgeruch

Eine einfache Methode, Mundgeruch loszuwerden, besteht darin, daß man ein Gemisch aus **Dill** *(Fructus Anethi)*, **Anis** *(Fructus Anisi)* und **Fenchel** *(Fructus Foeniculi)* kaut. Von diesen Körnern wird 3mal täglich 1 Gramm vor den Hauptmahlzeiten so klein gekaut, daß im Munde alles verflüssigt ist, bevor man es hinunterschluckt.

Mundgeruch, der durch aufregende Ereignisse, Freude oder Ärger auftreten kann, wird am sichersten durch das Essen eines Apfels beseitigt. Hat man hingegen beim Aufstehen einen faden Geschmack im Mund oder Mundgeruch, so empfiehlt sich, jeden Morgen mit einer Mischung aus 1 Teelöffel Apfelessig und 1 Glas Wasser den Mund zu spülen und danach 1/2 Glas Wasser mit 1 Teelöffel Apfelessig zu trinken.

Mund- und Rachenschleimhaut-Entzündung

Für ein wirksames Gurgelwasser setzt man 1 gestrichenen Teelöffel **Bockshornkleesamen** *(Semen Foeni graeci)* in 1 Tasse kaltem Wasser an, läßt die Samen 6 Stunden ziehen und bringt anschließend alles zum Sieden. Das Wasser darf nur 1mal kurz aufwallen, danach sofort abgießen. Nach Abkühlung auf Mundwärme wird 1 gehäufter Teelöffel Honig eingerührt. Mit dieser Flüssigkeit gurgelt und spült man den Mund. Außerdem sollte man jedesmal einige Schlucke trinken.

Auch Salbeitee, zu gleichen Teilen mit Kamille gemischt und mit Honig gesüßt, ist ein heilsames Mund- und Gurgelwasser.

Muskelkrämpfe

Muskelkrämpfe verschwinden nach etwa 14 Tagen, wenn man 3mal täglich 1 Tablette

(H) Zincum metallicum D 4, Tabl. (DHU)

langsam im Munde zergehen läßt. Von Speisen und Getränken muß man dabei mindestens 1/2 Stunde Abstand halten. Außerdem sind zu jeder Mahlzeit 2 Teelöffel Honig zu lutschen. Diese Behandlung sollte nach dem Verschwinden der Beschwerden mindestens 3 bis 4 Wochen weitergeführt werden.

Muskelschwund

Bei Muskelschwund kann eine Kräuteressenz noch viel helfen. Man schneidet dazu so viel **Hirtentäschelkraut** *(Herba Capsellae bursae)* klein, wie man zum knappen Füllen einer Literflasche benötigt. Darüber gießt man 45prozentigen klaren Schnaps und läßt die verschlossene Flasche 14 Tage an der Sonne oder in Ofennähe stehen. Mit dem Abguß reibt man 3mal täglich die erkrankten Muskeln beziehungsweise die darüberliegenden

Hautpartien ein. Da keine Unterbrechung in der Einreibung eintreten darf, muß man die nächste Flasche früh genug ansetzen. Innerlich wendet man **Frauenmanteltee** *(Herba Alchemillae)* an. Pro Tasse wird 1 Teelöffel aufgegossen. Über den Tag verteilt, sind 4 Tassen langsam und schluckweise zu trinken. Ergänzend dazu wird die folgende vom Apotheker herzustellende Mischung eingenommen (alle Mittel DHU):

Rp.
(H) **Arsenicum album D 6, Dil.**
(H) **Causticum D 6, Dil.**
(H) **Phosphorus D 6, Dil.** āā 10,0
(H) **Plumbum aceticum D 6, Dil.** 20,0 g

M. D. S.: Vormittags und nachmittags jeweils 15 Tropfen auf die Zunge geben und lange im Munde behalten.

Von Speisen und Getränken muß 1/2 Stunde Abstand gehalten werden. Zucker, Schweinefleisch und -fett sind zu meiden. Eine zusätzliche → *Honigkur* (siehe Teil 2) kann zur Heilung beitragen.

Muttermale

Störende Muttermale können mit **Rizinusöl**, das die Pigmentierung aufhellt, beseitigt werden. Zu diesem Zweck trägt man jeden Abend, einige Zeit vor dem Schlafengehen, Rizinusöl auf. Bevor man zu Bett geht, tupft man das überschüssige Öl ab. Meist läßt sich schon nach 10 Tagen feststellen, daß die Farbe des Mals verblaßt.

Mykosen

Siehe unter → *Hautpilzerkrankungen.*

Nachtschweiß

Gute Erfolge lassen sich mit Apfelessig erzielen. Vor dem Schlafengehen reibt man den ganzen Körper mit unverdünntem Essig ein.
Nicht mit einem Handtuch nachtrocknen! Gleichzeitig führt man die
→ *Apfelessigkur* durch (siehe Teil 2) und träufelt 3mal täglich,
1/2 Stunde vor oder nach Speisen und Getränken, 15 Tropfen

(H) **Jaborandi-Trpf.** (Infirmarius-Rovit)

auf die Zunge. Die Tropfen lange im Munde behalten.

Nagelbettentzündung und -eiterung

Nagelbettentzündungen lassen sich gut mit **Honig** und **Zwiebelsaft** behandeln. Man mischt beides zu gleichen Teilen und macht
damit Auflagen, die mit einem Mullverband bedeckt werden.
Siehe auch die Eisenkrautbehandlung unter → *Abszeß*.

Nagelbrüchigkeit

Nagelbrüchigkeit und Wachstumsstörungen der Finger- und Ze-
hennägel behebt man mit **Möhrensaft**. Während der Kur trinkt
man 3mal täglich auf nüchternen Magen 1 Glas Möhrensaft, dem
man einige Tropfen Öl oder Sahne zugegeben hat, und ißt vor
jeder Mahlzeit etwas frisch geriebenen Möhrenbrei. Die Behandlung muß sich über einige Wochen hinziehen. Auch

(B) **Trinkgelatine** (Apotheke)

macht in einer Dreimonatskur die Nägel wieder fest und schön.
Vor dem Frühstück mit Mineralwasser (siehe Packungsbeilage)
getrunken, wirkt sie gleichzeitig auf den Haarwuchs und lindert
Gelenkentzündungen. Ebenso wirkt

(B) **Sikapur** (Bömer GmbH)

und beseitigt außerdem Hautunreinheiten, Pickel, Juckreiz und
Entzündungen in Mund und Hals.

Nase

Nichts ist wirksamer und billiger gegen eine verstopfte Nase als
eine Inhalation mit **Apfelessig**. In einem nicht zu großen Gefäß
erhitzt man etwas Apfelessig, bis er dampft. Diesen Dampf atmet
man längere Zeit durch die Nase ein. Danach wird die Nase für
einen Tag lang frei bleiben. Die Inhalation kann jederzeit wiederholt werden. Sollte man den Essigdampf nicht vertragen, so
darf der Apfelessig zu gleichen Teilen mit Wasser verdünnt
werden. Auch die Einnahme von Apfelessig, 3mal täglich 1 Teelöffel auf 1/2 Glas Wasser, ist zu empfehlen.
Wer diese Behandlung nicht durchführen kann, zum Beispiel auf
Reisen, kauft in der Apotheke einen

(B) **Rapako-Spray** (Truw),

der die Nase für 8 bis 12 Stunden frei hält. Dies ist allerdings
keine Dauerlösung. Deshalb sei hier noch ein altes anderes Rezept aus der Volksheilkunde erwähnt, das wirkungsvoll ist. Man

besorgt sich vom Imker oder aus dem Reformhaus saubere Honigwaben, schneidet ein Stück in der Größe von etwa 2 Quadratzentimeter ab und kaut es während etwa 20 Minuten kräftig
durch. Der Rest wird ausgespuckt. Schon nach 10 Minuten kann
man wieder ungehindert durch die Nase atmen. Dieser Vorgang
läßt sich, ohne zu schaden, beliebig wiederholen. Zusätzlich
sollte nach den 3 Hauptmahlzeiten 1 Eßlöffel guter Honig gegessen werden.

Nasenbluten

Mit einem einfachen Trick läßt sich das oft lästige Nasenbluten unterbinden. Mit 1 Stückchen Zellstoff oder Löschblatt, etwa
1 Zentimeter breit und 4 Zentimeter lang, hoch oben zwischen
Oberlippe und Schneidezähne gelegt, löst man einen Reiz aus,
der die kleinen Gefäße im Bereich der normalen Riechschleim-
haut zusammenzieht. Oftmals erreicht man dasselbe, wenn man
irgendein Stück saugfähiges Papier in Größe einer Briefmarke
unter die Zunge legt. Wer häufig unter Nasenbluten leidet, sollte
täglich 3mal 1 Glas Wasser mit 1 Teelöffel Apfelessig trinken.

Nasenschleimhaut

Gegen die meist schmerzhafte chronische Trockenheit der Na-
senschleimhaut hilft eine Mischung verschiedener vom Apotheker hergestellter homöopathischer Mittel. Das Rezept enthält
(alle Einzelmittel DHU):

Rp.

(H) **Hypericum D 3, Dil.** 20,0
(H) **Sticta pulmonaria D 2, Dil.**
(H) **Nux moschata D 3, Dil.**
(H) **Kalium carbonicum D 3, Dil.** a̅a̅ 10,0

M. D. S.: 3mal täglich, 1 Stunde nach dem Essen, 15 Tropfen
auf die Zunge träufeln und das Mittel lange im Munde behalten
(3 Fl.). Zusätzlich tropft man in jedes Nasenloch einige Tropfen

(B) **Coldastop-Nasenöl** (Desitin GmbH).

Die genaue Anweisung liegt der Packung bei und ist zu beachten.
Anstelle dieses Mittels kann auch eine selbst hergestellte Nasen-
salbe verwendet werden:

20 g **ungesalzene Butter,**
 4 g **guten Bienenhonig** und
 6 g **frischen Majoransaft**

vermischt man gut und bestreicht damit die Nasenschleimhäute.
Zusätzlich sollte man 3mal täglich 1/8 Liter frischen Möhrensaft
trinken, dem man einige Tropfen Maisöl beigemischt hat.
Siehe auch unter → *Schleimhautstörungen.*

Nervenschwäche

Mit einer **Buttermilchkur** lassen sich rasch und zuverlässig
schwache Nerven kräftigen. Man muß dazu täglich 1 Liter frische
Buttermilch und 1/2 Liter Kuhmilch in kleinen Portionen, über
den Tag verteilt, trinken sowie täglich etwa 10 süße Mandeln

(ebenfalls über den Tag verteilt) gut zerkaut essen. Des weiteren lutscht man 3mal täglich 1 Tablette

(H) **Nervoheel** (Heel).

Für die Kur werden etwa 2 bis 3 Packungen benötigt.
Siehe auch unter → *Nervenstärkung* in Teil 2 und unter → *Gemütsverstimmungen.*

Nierensteine, Nierenkoliken

Zur Austreibung von Nierensteinen hat sich die folgende Kur sehr gut bewährt: 3mal täglich 2

(H) **Urol-Kapseln** (Hoyer)

unzerkaut schlucken und nach dem Essen 1 Teelöffel

(B) **Nephro-loges** (Loges)

in 1 Glas heißem Wasser oder Tee einnehmen. Außerdem legt man jeweils abends 10 Scheiben Meerrettich in 1 Glas Weißwein ein, läßt sie 10 Stunden ziehen und trinkt den Auszug am nächsten Morgen nüchtern. Allerdings können nur Steine ausgetrieben werden, die von der Größe her den Harnleiter noch zu passieren vermögen.
Bei Nierenkoliken lohnt sich ein Versuch mit einer **Senfbreiauflage**. Meist klingt der sehr schmerzhafte Anfall damit schnell ab. Man benötigt dazu etwa 250 bis 300 Gramm gelben, zu Pulver gemahlenen Senf (Apotheke), löst ihn mit warmem Wasser zu einem streichbaren Brei und trägt ihn auf einen Mull- oder

Leinenstreifen in der Größe von etwa 15 mal 20 Zentimeter auf. Diese Auflage kommt mit der Mullseite auf die Nierengegend. Auf den Senfbrei legt man eine größere, dünne Plastikfolie und darüber ein noch größeres Wolltuch. Nach Abklingen der Kolik, bei starkem Brennen der Haut auch schon vorher, wird die Packung entfernt, die Haut mit temperiertem Wasser gewaschen und nach dem Abtrocknen mit einer reizlosen Hautcreme eingerieben.

Siehe auch unter → *Harnsäureansammlung*, unter → *Heublumensack* in Teil 2 und unter → *Nierensteine* in Teil 4.

Nierenstörungen

Bei ungenügender Nierenfunktion und bei nierenbedingten Ödemen leistet frische Buttermilch eine wertvolle Hilfe. Davon ist täglich mindestens 3mal 1/2 Liter (morgens, mittags und abends) zu trinken.

Der nachfolgend beschriebene Mischsalat vermag gleichfalls die Funktion der Nieren anzuregen:

300 g **geschälte rohe Zwiebeln,**
300 g **geschälte rohe Möhren,**
300 g **geschälte rohe Sellerie,**
 50 g **geschälte rohe Edelkastanien**

werden kleingehackt und mit 100 Gramm Honig und mit dem Saft von 1/2 Zitrone vermischt. Dieser Salat wird in 3 Portionen, jedesmal etwa 15 Minuten vor den Hauptmahlzeiten, gegessen, anfangs täglich, später 3- bis 2mal wöchentlich.

Bei Nierenentzündungen lassen sich erstaunliche Erfolge mit 3tägigen Apfelkuren erzielen. Während dieser Tage ißt man nichts außer reichlich rohen, ungeschälten Äpfeln. Dazu nimmt man folgende Mittel:

(H) **Albumoheel-Tabl.** (Heel) und
(H) **Juniperus-Plantaplex-Tabl.** (Steigerwald).

Die Tabletten müssen abwechselnd, im Abstand von 2 Stunden gelutscht werden, ohne daß dazu gegessen oder getrunken wird. Auch die Auflage eines → *Heublumensacks* (siehe Teil 2) ist zu empfehlen. Heublumensitzbäder mit anschließender Bettruhe wirken bei Nierenentzündung Wunder, wenn der Patient die schweißtreibende Wirkung durch reichliches Trinken von Lindenblütentee noch anregt.

Bei Nierenvereiterung mischt man

Labkraut *(Herba Galii, aparinis)*,
Zinnkraut *(Herba Equiseti)*,
Taubnessel *(Flores Lamii)*,
Kamille *(Flores Chamomillae)*,
Gartenthymian *(Herba Thymi)* āā 10,0

und gießt pro Tasse 1 gestrichenen Teelöffel auf. Davon trinkt man schluckweise 1/2 Tasse 30 Minuten vor jeder Mahlzeit und 1/2 Tasse während jeder Mahlzeit, außerdem 3 Tassen über den Tag verteilt. Zusätzlich sind **Zinnkrautsitzbäder** zu machen. Dafür benutzt man allerdings das hohe Zinnkraut, das fingerdicke Stengel hat und auf sumpfigen Wiesen wächst. (Nicht für die innerliche Anwendung geeignet!) An Medikamenten sind

(H) **Albumoheel-Tabl.** (Heel) und
(B) **Juniperus-Plantaplex-Tabl.** (Steigerwald),

wie bei Nierenentzündung, zu nehmen. Diese Therapie eignet sich ebenfalls bei Schrumpfnieren.

Nikotinsüchtigkeit

Menschen, die von der Sucht loskommen möchten, kaufen in der Apotheke getrocknete **Kalmuswurzel** *(Rhizoma Calami)* und kauen davon ständig einige kleine Stückchen. Dadurch entsteht ein leichter Brechreiz mit Abneigung gegen das Rauchen. Führt man dies über eine gewisse Zeit durch, tritt bald die gewünschte Entwöhnung ein. Siehe auch unter → *Rauchersucht.*

Ödeme

Eine noch unbekannte Substanz in der **Buttermilch** und ihr reicher Kalziumgehalt besitzen eine starke harntreibende Wirkung, weshalb frische Buttermilch bei ödematösen Schwellungen oder bei ungenügender Nierenfunktion ein vorzügliches Heilnahrungsmittel ist. Die Behandlung sieht neben einer salzarmen Nahrung täglich mindestens 1 Liter frische Buttermilch und 1/2 Liter frische Kuhmilch vor, die in kleinen Portionen, über den Tag verteilt, zu trinken sind.

Wo eine schnellere Wasserausscheidung notwendig ist, kann man zusätzlich 3mal täglich 1 Tablette

(H) **Diureticum-Medice** (Medice)

einnehmen. Dieses Mittel ist, wie alle homöopathischen Medikamente, völlig unschädlich. Statt Tabletten kann man auch reichlich **Möhrensaft** trinken, der ebenfalls eine stark entwässernde Wirkung hat.

Weitere Hinweise sind unter → *Wassersucht* und unter → *Zwiebelkur* in Teil 2 zu finden.

Offene Beine

Siehe unter → *Unterschenkelgeschwüre.*

Ohrenfluß

Gegen Ohrenfluß (Otorrhoe) ist folgende Behandlung notwendig: Am Vormittag und am Nachmittag trinkt man je 1 Glas Wasser mit 1 Teelöffel Apfelessig und führt morgens und abends je ein Zäpfchen

(B) **Viburcol-Supp.** (Heel)

in den Darm ein. In das kranke Ohr wird 3mal täglich je 1/2 Ampulle

Impletol (Bayer) und
Traumeel (Heel)

handwarm eingeträufelt. Dazu wird 3mal täglich 1 Tablette

(H) **Cruro-Heel** (Heel)

gelutscht.

Ohrensausen

Ohrensausen läßt sich durch → *Akupressur* (siehe Teil 3) günstig beeinflussen.

Periode

Siehe unter → *Menstruation.*

Phantomschmerz

Neuralgien in Amputationsstümpfen und Phantomschmerzen weichen meist nach Einnahme von

(H) **Allium cepa-Tabl. D 2** (DHU).

Es genügt, wenn täglich 3mal 1 Tablette über ca. 8 bis 10 Wochen gelutscht werden.

Pickel und Pusteln im Gesicht

Mit etwas Geduld lassen sich Pickel durch eine einfache Einreibung wegbekommen. Man nimmt → *Knoblauchsaft* (siehe Teil 2), verdünnt ihn zu gleichen Teilen mit Wasser und reibt damit täglich morgens und abends die Gesichtshaut einige Wochen lang ein. Innerlich wird diese Behandlung mit der → *Melassekur* unterstützt (siehe Teil 2).
Siehe auch unter → *Hautleiden* sowie unter → *Weizenschleimkur* in Teil 2.

Potenzschwäche

Siehe → *Sexuelle Schwäche des Mannes* und Potenzstörungen
bei → *Akupressur* in Teil 3.

Prostata-Leiden

Bei vielen Männern ab dem 50. Lebensjahr kommt es zur Ver-
größerung der Prostata (Vorsteherdrüse), zum Prostata-Adenom.
Damit treten Beschwerden beim Harnlassen, nächtlicher Harn-
drang, verzögertes Wasserlassen und Nachträufeln auf. Die
rechtzeitige Behandlung mit einigen Naturheilmitteln könnte
eine unangenehme Operation ersparen. Hier das Rezept:

(B) **Prostamed-Tabl.** (Klein),
3mal täglich 2 bis 4 Tabletten zerkaut, 1 Stunde vor dem Essen.

(B) **Prosta Fink-Kps.** (Fink/Kade),
anfangs 3mal täglich 2 Kapseln, später 3mal 1 Kapsel, 1/2 Stunde
vor dem Essen.

(B) **Sitosterin-Kps.** (Intermuti Pharma),
3mal täglich 1 bis 2 Kapseln unzerkaut, 1/2 Stunde nach dem Essen.

(B) **Urtica plus-Kps.** (Pharma Osterholz),
anfangs morgens und abends je 2 Kapseln, später 2mal 1 Kapsel
unzerkaut, 1 Stunde nach dem Essen.

Zur Vorbeugung genügt täglich 1 Kapsel
(B) **Prosta Flor-Kps.** (Dipharm AG, CH).

Rauchersucht

Zur Nikotinentwöhnung gibt es eine ebenso einfache wie wirkungsvolle Kur: Während der ersten 3 Tage darf der werdende Nichtraucher nichts essen und trinken außer täglich etwa 20 rohen, ungeschälten Äpfeln. Danach erhält er zusätzlich zu den Äpfeln normale Kost, gleichzeitig das homöopathische Mittel

(H) **Avena sativa** Ø 20,0 (DHU),

und zwar 5mal täglich 10 Tropfen auf die Zunge (lange im Munde behalten), und dazu den folgenden Tee:

Rp.
10,0 g **Heidelbeere** *(Fructus Myrtillorum)*
10,0 g **Heidelbeerblätter** *(Folia Myrtillorum)*
10,0 g **Spitzwegerich** *(Folia Plantaginis)*
20,0 g **Kalmus** *(Rhizoma Calami)*

M. f. spec.: Abends werden 2 Eßlöffel dieses Gemischs mit 2 großen Tassen kaltem Wasser angesetzt und morgens bis kurz vor den Siedepunkt erhitzt. Dann wird der Tee abgegossen und schluckweise, über den ganzen Tag verteilt, während einer längeren Zeit getrunken. Dazu muß man ebenfalls während längerer Zeit 3- bis 4mal täglich 1 Schluck frischen Heidelbeersaft zu sich nehmen oder ständig einige Stückchen getrocknete **Kalmuswurzel** *(Rhizoma Calami)* kauen. Die Kalmuswurzel erzeugt eine leichte Übelkeit und eine Abneigung gegen das Rauchen.

Reisekrankheit, Seekrankheit

1 Sträußchen frische **Petersilie**, das mit einer Schnur so um den Hals gehängt wird, daß das Kraut direkt über dem Brustbein auf der Haut liegt, wirkt bei Reise- und Seekrankheit Wunder. Besonders bei Kindern, die lange oder kurvenreiche Autofahrten nicht vertragen, ist diese einfache Methode angebracht. Man kann die Petersilie auch in einem dünnen Stoffbeutelchen über der Magengegend anbringen.

Eine andere, in den arabischen Ländern sehr bekannte Methode ist das Kauen von **Ingwerwurzel** vor Antritt der Reise (Ingwerpräparate in Apotheken), was sowohl bei Reiseübelkeit wie auch bei Seekrankheit sehr wirksam ist.

Man kann sich aber auch vom Arzt **Scopoderm-Pflaster** verschreiben lassen. Sie werden hinters Ohr geklebt und helfen für 70 Stunden. Leider sind diese Pflaster nicht für Kinder und Prostata-Kranke geeignet.

Zur dauerhaften Ausheilung dieses Übels eignen sich

(H) **Gelsemium-Plantaplex-Tabl.** (Steigerwald).

Davon muß man 3mal am Tag, 1/2 Stunde vor dem Essen, 1 Tablette lutschen (2 bis 3 Pack.).

Rheumatismus

Mit einem **Farnkrautbett** lassen sich rheumatische Schmerzen rasch lindern. Man schneidet dafür im Frühsommer, nach einem Regen, Waldfarnkraut dicht über der Wurzel ab und läßt es im Schatten trocknen. Das trockene Kraut füllt man in einen Sack

und legt ihn anstelle der Matratze ins Bett. Auf diesem Farnkrautbett schläft man, bis das Rheuma verschwunden ist. Von Zeit zu
Zeit muß der Farn erneuert werden.

Farnwurzelpackung: Bei schwerem Gelenkrheuma, vor allem
bei Erkrankungen der großen Gelenke, verwendet man die Wurzeln des Farnkrautes. Sie werden ausschließlich im Hochsom-
mer, 1 bis 2 Tage nach einem Regen, ausgegraben. Die daran
haftende Erde darf nur abgeschüttelt, nicht abgewaschen werden.
Die frischen, nicht trockenen Wurzeln werden mit einem kleinen
Beil zerkleinert und dann zerquetscht. Den Brei wickelt man in
ein angefeuchtetes Leinentuch und legt ihn, am besten nachts, auf
das schmerzende Gelenk. Die Packung fixiert man mit elastischen Binden, nachdem man sie zuvor mit etwas dünnem Plastik
abgedeckt hat.

Schmerzhafte rheumatische oder Gichtanfälle lassen sich mit
heißen, aufgeweichten **Leinsamenpackungen** (im Beutel)
schnell lindern.

Einreibungen schmerzender Gelenke mit **Wacholderöl** (Apotheke) sind tiefgreifend in ihrer Wirkung und beheben oftmals sehr
rasch die entzündlichen Gelenkleiden.

Auch frisch gepreßter **Karottensaft** ist für den Gicht- oder
Rheumakranken heilsam. Jeweils am Vor- und am Nachmittag
ist 1 Tasse davon zu trinken. Gleichzeitig nimmt man 3mal
täglich 2 Dragées

(B) **Wobenzym-N-Drg.** (Mucos GmbH),

unzerkaut 1/2 Stunde vor dem Essen.

Auch mit **Löwenzahnsaft** (Reformhaus), 3- bis 4mal täglich
1 Eßlöffel voll über mehrere Wochen genommen, läßt sich das
Rheuma vertreiben.

Der tägliche Genuß von **Bananen** und eine **Eigenblutbehandlung** (siehe Teil 3) unterstützt jede Rheuma- und Gichtbehandlung wirkungsvoll.

Bei rheumatischen Schmerzen in Beinen und Füßen hilft täglich eine mehrfache Einreibung mit **Zwiebelsaft** oder mit → *Salz-Kirsch-Wasser* (siehe Teil 2).

Eine spezielle Kur gegen Rheuma und Gelenkschmerzen erfordert zwar ein exaktes Einhalten der Vorschrift, ist aber um so erfolgreicher. Sie wird wie folgt durchgeführt:

Morgens, nüchtern, wird 1 Tasse **Zinnkrauttee** *(Herba Equiseti)* getrunken: pro Tasse 1 gehäuften Teelöffel aufgießen, 1mal kurz aufkochen, 10 Minuten ziehen lassen, abgießen und schluckweise trinken.

Abends vor dem Schlafengehen trinkt man 1 Tasse **Ehrenpreistee** *(Herba Veronicae)*: pro Tasse 1 Teelöffel aufgießen und langsam, schluckweise, trinken.

3mal täglich führt man die → *Apfelessigkur* durch (siehe Teil 2), nur nimmt man statt der angegebenen 2 Teelöffel jedesmal 5 Teelöffel Apfelessig. Diese für die Kur unerläßliche Flüssigkeitsmenge sollte zusätzlich zu den üblichen Morgen- und Abendgetränken eingenommen werden. Außerdem sind an Medikamenten zu nehmen:

(H) **Rhus-tox.-Plantaplex-Tabl.** (Steigerwald),

3mal täglich, 1/2 Stunde vor dem Essen, während mindestens 10 Wochen 1 Tablette lutschen;

(H) **Dolichos-Plantaplex-Tabl.** (Steigerwald) und
(H) **Rheumaheel-Tabl.** (Heel),

3mal täglich, 1 Stunde nach dem Essen, während etwa 10 bis 12 Wochen je 1 Tablette gleichzeitig langsam im Munde zergehen lassen. Zur Einreibung verwendet man → *Salz-Kirsch-Wasser* (siehe Teil 2). Während dieser Kur sind alle zuckerhaltigen Speisen und Getränke sowie Schweinefleisch und -fett in jeder Form verboten.

Bei Gicht ist zusätzlich 3mal täglich 1 Tablette **Zyloric** (Well-come) zu nehmen.

Siehe auch unter → *Gicht* und unter → *Harnsäureansammlung*.

Rückenschmerzen

Warme Heublumenauflagen wie der → *Heublumensack* (siehe Teil 2) lassen die Schmerzen bald abklingen. Zusätzlich wird die schmerzende Rückenpartie morgens und abends mit

(B) **Intradermi-Salbe** (Eberth)

eingerieben. Treten die Rückenschmerzen wiederholt auf, macht man mehrmals Heublumensitzbäder (Herstellung wie beim → *Schwitzbad*, siehe Teil 2) und nimmt 3mal täglich 1 Kapsel

(B) **Spondylonal** (Efeka)

mit etwas Flüssigkeit nach dem Essen.

Ruhr (meldepflichtig)

Die Heilung wird durch die → *Apfelkur* (siehe Teil 2) ent-scheidend beeinflußt. Den gleichen Erfolg erzielt man auch mit 3 Pfund rohen, ungeschälten Äpfeln täglich. Die Äpfel müssen gut zerkaut werden. Jede andere Nahrung ist zu meiden. Meist wird der Stuhl bereits am zweiten Tag wieder normal. Siehe auch unter → *Durchfall* und unter → *Ruhrartige Erkrankungen*.

Ruhrartige Erkrankungen

Bei ruhrartigen Erkrankungen hilft schnell und sicher ein Gemisch aus

1 **rohem Eidotter**
2 Messerspitzen **frischer Butter,**
1/2 Teelöffel **zerstoßenem Kümmel** und
dem **Saft von** 7 großen **rohen Zwiebeln**.

Davon nimmt man täglich, etwa alle 3 Stunden, 5 Eßlöffel.
Medikamentös unterstützt man die Kur mit

(H) **Rheum-Trpf.** (Infirmarius-Rovit).

Im akuten Zustand werden stündlich 5 Tropfen, nach Besserung
3mal täglich 10 bis 15 Tropfen (je nach Alter) direkt auf die
Zunge geträufelt und im Munde verrieben. Bei schweren Fällen
oder wenn die Umstände eine schnelle Gesundung erfordern, läßt
man sich von seinem Behandler täglich 1mal intravenös 1 Injektion

(H) **Veratrum-Homaccord** (Heel)

verabfolgen. Diese Injektion ist völlig unschädlich und wirkt
überraschend schnell.
Die Kost sollte ausschließlich aus Bananen bestehen. Aber auch
eine → *Apfelkur* (siehe Teil 2) bringt den gewünschten Erfolg.

Schilddrüsenüberfunktion

Eine vorzügliche Maßnahme gegen die Schilddrüsenüberfunktion ist die → *Bittermandelkur* (siehe Teil 2), mit der sich oftmals Wunder vollbringen lassen. Auch der tägliche Genuß frischer **Zwiebeln** ist sehr wirkungsvoll.

Schlaflosigkeit

Mit einfachen Mitteln kommt man sehr schnell wieder zu einem gesunden Schlaf und damit von den oftmals schädlichen Pillen los. Nötig sind weiter nichts als einige Heilkräuter.

Für das Schlummerbad benötigt man 2 Handvoll **Lindenblüten** *(Flores Tiliae)*, die man in einen ausgedienten Nylonstrumpf füllt, ihn zubindet und in die Badewanne legt. Das Badewasser läßt man mit 40 Grad einlaufen. Ist es auf 38 Grad abgekühlt, steigt man ins Bad und bleibt entspannt 20 Minuten liegen. Danach reibt man den Körper mit dem gefüllten Nylonstrumpf ab. Auf keinen Fall abduschen, eventuell leicht mit einem Handtuch nachtrocknen und sofort ins Bett gehen!

Für den Schlaftee braucht man:

Rp.

30,0 g **Baldrianwurzel** *(Radix Valerianae)*

30,0 g **Hopfen** *(Flores Humuli lupuli)*

20,0 g **Johanniskraut** *(Herba Hyperici)*

20,0 g **Brombeerblätter** *(Folia Rubi fruticosi)*

M. f. spec.: Von den gut gemischten Kräutern gießt man 1 gehäuften Teelöffel pro Tasse auf und trinkt diese Menge am Vormittag schluckweise. Nachmittags setzt man den Tee mit kaltem Wasser an, läßt ihn mindestens 3 Stunden ziehen und erhitzt alles bis kurz vor dem Siedepunkt. Nach dem Abgießen wird der Tee 1 Stunde vor dem Schlummerbad schluckweise getrunken.

Auch **Mandeln** können Schlafstörungen beheben. Man nimmt dazu 20 Gramm süße Mandeln, die in einer Kaffeemühle fein gemahlen und einem Glas leicht angewärmter Milch beigegeben werden. Dieses Gemisch wird schluckweise, 1 Stunde vor dem Schlafengehen, getrunken.

Eine gleichfalls einfache und angenehme Methode sind je 2 Teelöffel **Honig** und **Apfelessig**, die, einem Glas Wasser beigegeben, vor dem Zubettgehen schluckweise getrunken werden. Ein weiteres Glas mit der gleichen Mischung stellt man auf dem Nachttisch bereit. Falls man nachts aufwacht und nicht wieder einschlafen kann, trinkt man dieses Glas leer.

Auch kalte → *Wadenwickel* (siehe Teil 2) können Schlafstörungen beheben.

Chronische Schlaflosigkeit heilt man am besten mit der → *Honigkur* (siehe Teil 2). In vielen Fällen genügt es aber schon, zum Nachtessen (das nicht nach 19 Uhr einzunehmen ist) 1 Teelöffel Honig zu lutschen. Auch mit der Behandlung der → *Akupressurpunkte* (siehe Teil 3) kann man die Schlaflosigkeit ebenso vertreiben wie mit

(H) **Similasan-Trp. für Schlafstörungen** (CH: Similasan AG, D: Marka GmbH)

Lesen Sie bitte die Anweisung durch.

Eine unglaubliche und paradox klingende Methode ist die folgende: im völlig verdunkelten Schlafzimmer ins Bett legen. Nach Löschen des Lichts versuchen, die Augen offenzuhalten, und sich zwingen, wach zu bleiben. Schon nach kurzer Zeit wird man eingeschlafen sein.

Ein weiteres Teerezept befindet sich in Teil 4.

Schleimhautstörungen

Bei Entzündungen der Magen- oder Darmschleimhaut, der Augenschleimhäute, bei funktionellen Störungen oder ungenügenden Leistungen der Magendrüsen, bei Durchfall, bei Störungen oder Eintrocknung der Nasenschleimhäute oder bei Geruchsverlust kann man sich recht gut mit **Möhrensaft** und **Möhrenbrei** helfen. Es genügt, täglich 1/8 Liter frisch gepreßten Möhrensaft (Karottensaft) zu trinken und vor jeder Mahlzeit ein wenig frischen Karottenbrei zu essen. Voraussetzung für den Erfolg ist etwas Geduld.

Schluckauf

Eine einfache Methode, den lästigen Schluckauf (Singultus) schnell loszuwerden, ist das laute Mitzählen. Meist ist der Schluckauf verschwunden, wenn man bei 15 angelangt ist. Auch 1 Teelöffel **Apfelessig**, unverdünnt eingenommen, kann sofort helfen. Eine andere rasch wirksame Maßnahme ist das Trinken von Zuckerwasser. Man löst eine reichliche Menge Zucker in etwas heißem Wasser auf und trinkt diese Lösung warm. Danach läßt man 3 Teelöffel Zucker im Mund zergehen. Dieses übersüße Verfahren hilft gewöhnlich sofort.

Kommt der Schluckauf, besonders bei älteren Menschen, verhältnismäßig oft vor, so könnte dies ein Hinweis auf eine beginnende innere Störung sein. Dem unbekannten Grundübel kann man zu Leibe rücken, indem 1 Monat lang jeden Morgen nüchtern 1 **Gewürznelke** und nach dem Essen 1 Stückchen **Zitwerwurzel** (*Radix Zedoariae*) gekaut wird. Mit dieser Methode werden sowohl der Schluckauf als auch dessen tiefere Ursache kuriert.

Schmerzen

Verzichten Sie bei auftretenden Schmerzen auf Ihre Tabletten, und versuchen Sie es einmal mit → *Akupressur* (siehe Teil 3). Sie werden überrascht sein. Aber denken Sie auch daran, daß immer wiederkehrende Schmerzen ein Alarmsignal des Körpers sind und Sie unbedingt Ihren Arzt zu Rate ziehen sollten.

Schnupfen

Ein beginnender Schnupfen läßt sich auf sehr wirksame Art und Weise mit einem Fußbad kupieren. Man gibt 1 Handvoll Kochsalz in eine Schüssel heißes Wasser. Das Wasser soll den Füßen, die man in die Schüssel stellt, nur bis unter die Knöchel reichen. Sobald das Wasser abgekühlt ist, gießt man heißes nach, bis die Knöchel bedeckt sind. Nach etwa 10 Minuten nimmt man einen Fuß heraus, trocknet ihn oberflächlich ab und reibt mit 1 bereitliegenden geschälten Zwiebel, die erst jetzt durchgeschnitten wird, die Fußsohle kräftig mit der Schnittfläche ein. Nachdem man einen Wollstrumpf übergezogen hat, verfährt man mit dem anderen Fuß ebenso. Danach trinkt man 1 Schnapsgläschen → *Zwiebelweingeist* (siehe Teil 2).
Bekannt für ihre gute Wirkung sind auch Inhalationen mit Kamillendämpfen oder mit Pflanzenölen, wie zum Beispiel mit

China-Minz-Öl (Infirmarius-Rovit).

Eine leider wenig bekannte, bei beginnendem Schnupfen sehr erfolgreiche Methode ist die folgende: Man träufelt 3 Tropfen

(H) **Camphora D 1, Dil 10,0** (DHU)

auf den Handrücken und leckt das Medikament ab. Dies wiederholt man alle 15 Minuten. Sobald eine Besserung eintritt, genügt eine stündliche Anwendung.

Chronischer Schnupfen muß langsam ausgeheilt werden. Statt die Ausscheidung mit Chemotherapeutika (Sprays) zu unterdrücken, sollte sie angeregt und verstärkt werden. Hier sind gleichfalls Dampfinhalationen mit Kamille oder Zwiebeln, Taubnessel, Schachtelhalm (auch als Zinnkraut bekannt), wilder Malve oder Salbei angebracht. Auch Nasenspülungen mit Glyzerin sind beim chronischen Schnupfen recht heilsam. Man besorgt sich dazu einen 30-Kubikzentimeter-Nasenspüler (Apotheke), der mit lauwarmem Wasser und 10 Tropfen Glyzerin gefüllt wird. Damit spült man mit hochgehaltenem Kopf jedes Nasenloch. Um sich nicht zu verschlucken, hält man die Luft an und den Mund offen. Täglich sind 2 bis 3 Spülungen je Nasenloch nötig. Zu diesen beiden Methoden gehört das tägliche Lutschen einer Tablette

(H) **Luffa D 12, Tabl. 10,0** (DHU)

vor dem Schlafengehen. Angenehme Erleichterung bringt

(B) **Bruder Fridolins Edelkräuter Nasensalbe N** (Dr. Kovar),

mit der sowohl die ganze äußere Nase wie auch beide Nasenöffnungen (nur im unteren Bereich) eingerieben werden.

Möchte man, um besser schlafen zu können, über Nacht die Nasenschleimhäute abschwellen, so ist dafür

Rapako-Nasenspray (Truw)

zu empfehlen. Eine Dosis genügt für die ganze Nacht.
Siehe auch unter → *Kopf-Dampf-Inhalation* in Teil 2.

Bakterientötend und durchblutungsfördernd für die Nasen-schleimhäute wirken tägliche Inhalationen mit einem Gemisch aus **Thymian** *(Herba Thymi)* und **Rosmarin** *(Folia Rosmarini)*. Pro Tasse wird je 1 gehäufter Teelöffel überbrüht. Man läßt den Tee 2 Minuten ziehen und beginnt dann mit verhülltem Kopf die Inhalation.

Eine komplette Therapie mit rein homöopathischen Präparaten besteht aus

(H) **Schnupfentropfen Nr. 1**,
(H) **Schnupfenspray** und
(H) **Nasentropfen**

von der Firma Similasan AG (CH: Jonen, D: Marka GmbH,). Diese Mittel sind nach den beiliegenden Anweisungen zu ver-wenden.

Schulschwierigkeiten

Schwierigkeiten der Kinder in der Schule sind oft nur eine Frage der Ernährung. Die Leistungen lassen sich mit 1 Apfel täglich und dem → *Oslo-Frühstück* (siehe Teil 2) sehr verbessern. Ver-geßliche und unkonzentrierte Kinder lassen zusätzlich 3mal täg-lich 1 bis 2 Tabletten

(H) **Kalium-phosphoricum-Oligoplex®-Tabl.** (Madaus)

vor dem Essen im Munde zergehen. Von Speisen und Getränken 1/2 Stunde Abstand halten.

Schuppenflechte (Psoriasis)

Zur Beseitigung der bei dieser Krankheit vorliegenden Stoffwechselstörung ist unbedingt die → *Melassekur* oder die → *Honigkur* (siehe Teil 2) durchzuführen.

Die nachstehenden Kräuteranwendungen sind oftmals ausschlaggebend für den Erfolg einer Psoriasisbehandlung, weshalb sie in jedem Falle durchgeführt werden sollten.

1. 2mal wöchentlich ein → *Heublumenbad* nehmen (siehe Teil 2).
2. Jeden Abend sind die erkrankten Hautpartien mit einem Absud von **Eichenrinde** *(Cortex Quercus)* zu baden oder mit Auflagen gut zu befeuchten. Dafür wird die Eichenrinde 6 Stunden in kaltem Wasser angesetzt, dann kurz aufgekocht und sofort abgegossen. Für 1 Tasse Wasser wird 1 gehäufter Teelöffel benötigt.
3. Vom nachstehenden Teegemisch 3mal täglich 1 Tasse trinken:

   30,0 g **Brennessel** *(Folia Urticae)*

   20,0 g **Zinnkraut** *(Herba Equiseti)*

   15,0 g **Schafgarbe** *(Herba Millefolii)*

   15,0 g **Schöllkraut** *(Herba Chelidonii)*

   10,0 g **Eichenrinde** *(Cortex Quercus)*

    5,0 g **Wacholder** *(Herba Juniperi)*

    5,0 g **Stiefmütterchen** *(Herba Violae tricoloris)*

   Pro Tasse Wasser wird 1 gehäufter Teelöffel benötigt. Der Tee wird für 6 Stunden in kaltem Wasser angesetzt, bis zum Siedepunkt erhitzt, 10 Minuten ziehen gelassen und abgegossen.
4. Zur raschen Entgiftung des Organismus ist zusätzlich die → *Weizenschleimkur* während 5 Tagen durchzuführen (siehe Teil 2). Von den dort angegebenen Tees kann der Magen-Darm-Tee in einem Abstand von mindestens 2 Stunden zum vorstehend beschriebenen Tee getrunken werden.
5. Jeder Genuß von Zucker und zuckerhaltigen Speisen oder Getränken während der Kur ist verboten.

Schwäche

Die → *Honigkur* (siehe Teil 2) und die beiden folgenden unschädlichen Mittel helfen bei einer körperlichen Schwäche am
besten.

(H) **China-Homaccord, Liq. 30,0** (Heel),

3mal täglich, 1/2 Stunde vor dem Essen, je 10 Tropfen auf die
Zunge geben (2 bis 3 Fl.);

(H) **Calcium-Tabl.** (Infirmarius-Rovit),

3mal täglich je 2 Tabletten während der Mahlzeiten zerkauen
(5 Pack.). Die Behandlung darf nicht zu früh abgebrochen werden. Sollte der Kreislauf bereits gelitten haben, sind noch 3mal
täglich 15 Tropfen

(H) **Camphora-Trpf.** (Infirmarius-Rovit)

auf die Zunge zu träufeln und lange im Munde zu behalten. Bei
akuter Kreislaufschwäche werden halb- bis einstündlich 10 Tropfen eingenommen. Am schnellsten helfen allerdings

(H) **Asthenie-Inj.** (Infirmarius-Rovit),

die man sich von seinem Behandler intramuskulär verabreichen
läßt, und zwar in den ersten 3 Tagen täglich, danach für einige
Tage jeden zweiten Tag eine Injektion.
Siehe auch unter → *Altersschwäche* und unter → *Nervenschwäche*.

Schwangerschaftsstörungen

Kommt es bei einer Frau, die gern ein Kind möchte, wiederholt zur Fehlgeburt, so läßt sich mit einem echten Naturheilmittel Abhilfe schaffen. Was immer auch die Ursache der Schwangerschaftsunterbrechung sein mag – die **Hainbuche** kann helfen. Im Frühjahr, wenn die Blätter noch klein sind, holt man die jungen Triebe der Hainbuche und kocht die grünen, frischen Zweigspitzen mit den Blättern in frischer Kuhmilch. Nach dem Abseihen wird daraus mit etwas Mehl und einigen Eiern eine Suppe gekocht, die täglich 1mal während einiger Wochen zu essen ist. Damit wird die nächste Schwangerschaft gewiß gut verlaufen. Die Hainbuche ist auch als Zaun- und Heckenstrauch bekannt. An kurzen Stielen wachsen stets drei Blättchen, deren Ränder stark gezackt sind und deren Rippen deutlich hervortreten.

Schwangerschaftserbrechen hört nach kurzer Zeit auf, wenn die folgende Therapie mit der homöopathischen Mischung angewandt wird (alle Mittel DHU):

Rp.
(H) **Asarum D 3, Dil.**
(H) **Apomorphinum hydrochloricum D 4, Dil.**
(H) **Cerium oxalicum D 8, Dil.**
(H) **Ipecacuanha D 3, Dil.**
(H) **Veratrum album D 4, Dil.** $\overline{aa}$ 10,0

M. D. S.: 3mal täglich, 1/2 Stunde vor dem Essen, 15 Tropfen auf die Zunge geben und lange im Munde behalten (2 Fl.).

Etwa 1 Stunde nach dem Essen lutscht man 3mal täglich 1 Tablette

(H) **Gelsemium-Plantaplex, Tabl.** (Steigerwald)

und behält sie lange im Munde (3 Pack.). Außerdem kann mehrmals täglich 1 Zäpfchen

(B) **Vomitusheel-Supp.** (Heel)

in den Darm eingeführt werden.

Unfruchtbarkeit der Frauen ist zwar nicht ganz einfach zu beheben, doch lohnt sich ein Versuch mit den folgenden Mitteln. Man mischt zu gleichen Teilen **weiße Taubnessel** *(Flores Lamii albi)* und **Frauenmantel** *(Herba Alchemillae)*, übergießt 1 gehäuften Teelöffel des Gemischs mit 1 Tasse kochendem Wasser und läßt den Tee etwa 3 bis 5 Minuten ziehen. Am Morgen und am Abend trinkt man schluckweise je 1 Tasse.

Außerdem bereitet man einen Rosmarinwein zu. Dafür benötigt man 70 Gramm **Rosmarinblätter** *(Folia Rosmarini)* und 1 Liter guten Weißwein. In einer etwas größeren Flasche läßt man den Wein an einer warmen Stelle 4 bis 5 Tage ziehen. Danach wird der Extrakt filtriert. Vom Rosmarinwein wird 1 Stunde vor jeder Hauptmahlzeit 1 Schnapsgläschen getrunken.

Diese Maßnahmen unterstützen drei homöopathische Mittel:

(H) **Apis-Homaccord, Liq. 30,0** (Heel),
um 9 Uhr und um 15 Uhr je 10 Tropfen (3 Fl.).

(H) **Gynäcoheel, Liq. 30,0** (Heel),
um 10 Uhr und um 16 Uhr je 10 Tropfen (3 Fl.).

(H) **Hormeel, Liq. 30,0** (Heel),
um 11 Uhr und um 17 Uhr je 8 Tropfen (3 Fl.).

Die Tropfen müssen direkt auf die Zunge geträufelt, lange im Munde behalten und mit der Zunge in die Schleimhäute gerieben werden. Die Kur ist mindestens 10 bis 12 Wochen fortzusetzen.

Schweißfüße, Schweißhände

Schweißnasse Füße und Hände werden mit **Bockshornklee-samen** *(Semen Foeni graeci)* behandelt. Man setzt dazu 12 gehäufte Eßlöffel in 1 Liter kaltem Wasser an und läßt die Samen 6 Stunden einweichen. Danach wird die Flüssigkeit zum Sieden gebracht. Nachdem das Wasser 1mal kurz aufgewallt ist, wird der Absud abgegossen. Nach genügender Abkühlung werden darin die Füße oder Hände 1/2 Stunde gebadet. Diese Behandlung hat täglich mit einem stets neuen Absud zu erfolgen.

Ebenso erfolgreich ist die folgende Methode: Je 2 gehäufte Eßlöffel **Eichenrinde** *(Cortex Quercus)*, **Weidenrinde** *(Cortex Salicis)* und **Walnußblätter** *(Folia Juglandis)* werden über Nacht in 2 Liter kaltem Wasser angesetzt und morgens erhitzt. Nach kurzem Aufwallen wird der Absud abgegossen. Nach Abkühlung werden darin die Hände oder Füße täglich mindestens 4mal gebadet.

Innerlich unterstützt man die Behandlung mit

(H) **Jaborandi-Trpf.** (Infirmarius-Rovit),

wovon 3mal täglich 15 Tropfen auf die Zunge zu träufeln und lange im Munde zu behalten sind.

Schwindel

Was auch immer die Ursachen der Schwindelanfälle sein mögen, mit der folgenden Kur läßt sich dieses unangenehme Gefühl meist rasch und gänzlich beseitigen.

Grundlage der Behandlung ist die → *Apfelessigkur* (siehe Teil 2).

Es ist 3mal täglich 1 Glas langsam und schluckweise (etwa über 1/2 Stunde verteilt) zu trinken. Dazu nimmt man folgende Mittel:

(H) **Camphora-Trpf.** (Infirmarius-Rovit),
3mal täglich, 1/2 Stunde vor den Mahlzeiten, 15 Tropfen auf die Zunge geben, und

(H) **Vertigoheel-Tabl.** (Heel),
3mal täglich, 1 Stunde nach dem Essen, 1 Tablette lutschen.

Diese Behandlung, zu der eine reichliche Flüssigkeitszufuhr gehört (mindestens 2 bis 3 Liter täglich), muß nach der Besserung noch während etwa 3 Wochen fortgesetzt werden. Gleichzeitig sollte man regelmäßig den Blutdruck kontrollieren.

Schwitzen

Übermäßige Schweißbildung ist nicht nur für den Betroffenen unangenehm. Um den üblen Geruch zu verhindern, werden heute meist Deodorants angewandt, die aber den physiologischen Erfordernissen des Körpers nicht gerecht werden. Völlig unschädlich, preiswert und wirksam ist hingegen **Salbeisaft** (Reformhaus). Man macht damit in der auf der Packung vorgeschriebenen Weise eine Kur über mehrere Wochen. Dazu gibt man 3mal täglich, 1/2 Stunde vor oder nach dem Essen, 15 Tropfen

(H) **Jaborandi-Trpf.** (Infirmarius-Rovit),

auf die Zunge. Für Waschungen ist **Banner-Seife** zu empfehlen, da sie in der Lage ist, augenblicklich den Schweißgeruch zu nehmen. Siehe auch in Teil 4 unter Tee gegen → *Schweiß*.

Seekrankheit

Siehe unter → *Reisekrankheit*.

Seitenstechen

Seitenschmerz oder Seitenstechen tritt oftmals ohne tiefere Ursachen auf und ist weder diagnostisch noch therapeutisch richtig zu erfassen. Man kann sich aber schnell und einfach davon befreien. In 1/2 Liter Wasser kocht man 3 gehäufte Teelöffel ganze **Leinsamenkörner** so lange, bis sich eine sulzig-schleimige Flüssigkeit gebildet hat. Nach dem Abgießen der Körner (es wird nur das schleimige Kochwasser verwendet) tränkt man 1 Leinenlappen in der Flüssigkeit und legt ihn warm auf die schmerzende Seite. Dies wird mehrmals am Tag wiederholt. Man muß jedoch die Flüssigkeit stets neu erwärmen. Die Auflage bleibt liegen, bis sie unangenehm kalt oder zu trocken geworden ist.

Sexuelle Schwäche des Mannes

50 Gramm **Kalmuswurzel** *(Rhizoma Calami)* werden in 2 1/2 Liter reinem Apfelmost kalt angesetzt und in einer verschlossenen Flasche aufbewahrt. Nach 6 Wochen trinkt man dann täglich 1/4 Liter schluckweise über den ganzen Tag verteilt. Nach weiteren 6 Tagen seiht man die Flüssigkeit durch ein Sieb und gibt sie ohne die Wurzelteile wieder in die Flasche zurück. Dieser Rest wird in den nächsten 4 Tagen wie zuvor ausgetrunken.

Wer noch mehr Potenz benötigt, kann gleichzeitig einen Tee aus folgender Mischung trinken:

Rp.

8,0 g **Leinkraut** *(Herba Linariae cum floribus)*
8,0 g **Isländisches Moos** *(Herba Cetrariae islandicae)*
8,0 g **Melisse** *(Folia Melissae)*
10,0 g **Walnußblätter** *(Folia Juglandis)*
16,0 g **Knabenkraut-Wurzelhülle** *(Tuberae salep)*
25,0 g **Potenzholz** *(Lignum Muriae)*
25,0 g **Potenzrinde** *(Cortex Yohimbae)*

M. f. spec.: Von diesem Kräutergemisch wird abends 1 gehäufter Teelöffel in 1 Tasse kaltem Wasser angesetzt, morgens erhitzt man alles (vor dem Sieden vom Feuer nehmen) und gießt ab. Diesen Tee trinkt man jeden Morgen vor dem Frühstück in kleinen Schlucken. Desgleichen setzt man am Morgen neuen Tee für den Abend an, der vor dem Schlafengehen getrunken wird. Ist die Potenz durch Krankheit oder psychische Belastung geschwunden, so nimmt man 3mal täglich 15 Tropfen

(H) **Avena sativa** Ø (DHU).

Das Mittel wird aus der Flasche direkt auf die Zunge geträufelt und lange im Munde verrieben, bevor es geschluckt wird (2 bis 3 Fl. zu 10,0). Zusätzlich nimmt man 3mal am Tag 1 Teelöffel → *Zwiebelsirup* (siehe Teil 2). Wer keine Angst vor Spritzen hat, kann die folgende hervorragende Injektionskur durchführen:

(B) **Asthenie-Inj.** i. m. (Infirmarius-Rovit),
(H) **Angstneurose-Inj.** i. v. (Infirmarius-Rovit).

Beide Injektionspräparate haben sich bei der Behandlung der Impotenz ausgezeichnet bewährt. Die erste Injektion muß intra-

153

muskulär, die zweite intravenös verabfolgt werden, und zwar so, daß die Präparate täglich abgewechselt werden. Auch bei dieser Therapie wird das obenerwähnte homöopathische Medikament genommen.

Die Zusammenhänge zwischen Ernährung und körperlichem Verlangen spielen bei der Impotenz eine große Rolle.

Amerikanische Wissenschaftler fanden heraus, daß schwere und fette Speisen, zu viele Süßigkeiten und Mehlspeisen den Mann träge machen und die Lust auf die Liebe töten. Hingegen regen roter Pfeffer und Vanille enorm an und führen zu sexuellem Verlangen. Ein besonderer Potenzstärker unter den Gewürzen ist der Knoblauch, der bei verschiedenen asiatischen Völkern zur Verbesserung der lokalen Durchblutung verwendet wird. Auch werden damit die Genitalien eingerieben, um die Ausdauer zu verlängern.

Ebenfalls aus Asien kommt die in Teil 3 beschriebene Akupressur-Methode.

Es ist wichtig zu wissen, daß jede Impotenz auf eine beginnende Zuckerkrankheit hinweisen kann. Der Betroffene sollte sich deshalb auf Diabetes untersuchen lassen.

Sodbrennen

Das Kauen von Wacholderbeeren vertreibt rasch das lästige Sodbrennen, dessen Ursache oft eine Übersäuerung des Magens ist. Allerdings besteht dieser Säureüberschuß bei den meisten Menschen nicht aus Magensäure, wie stets angenommen wird, sondern vielmehr aus Gärungssäure, die eine Folge von mangelnder Magensäure ist. Der Speisebrei wird nicht mehr genügend mit Magensäure angereichert und beginnt durch die längere Verweildauer im Magen zu gären.

Wird man unterwegs von Sodbrennen geplagt, so schafft eine einfache Methode Abhilfe. Man sammelt im Mund den Speichel und schluckt ihn erst, wenn eine größere Menge beisammen ist. Dies wird so lange wiederholt, bis das Sodbrennen verschwunden ist. Schneller und wirkungsvoller als jedes chemische Präparat vertreibt 1/4 Liter **Möhrensaft** und das Kauen von **Fenchelsamen** das Brennen. Bei ungenügender Produktion von Magensäure ist es notwendig, die Tätigkeit der Magendrüsen durch Einnahme von **Bittermitteln** wieder anzuregen. Hierfür eignen sich zum Beispiel

(B) **Ventrimarin-Trpf. 50,0** (Steigerwald),

wovon man 3mal am Tag, kurz vor dem Essen, 20 Tropfen auf die Zunge träufelt oder in ganz wenig Wasser einnimmt (4 bis 5 Fl.).

Sommersprossen

Die Volksheilkunde bietet verschiedene Methoden an, um die Sommersprossen zu beseitigen. Bei einem alten Verfahren werden 4 frische **Petersilienbüschel** mit 1/4 Liter kochendem Wasser überbrüht und nach 15 Minuten abgegossen. Mit dem Absud werden die Sommersprossen 3mal am Tag betupft.

Eine andere Methode erfordert, daß man 1 mittelgroße rote **Zwiebel** fein schneidet, in 1 Tasse gibt und diese mit **Apfelessig** auffüllt. Das Ganze läßt man gut zugedeckt stehen und gießt nach 3 Tagen ab. Die Behandlung ist gleich wie bei der ersten Methode. Auch tägliche Einreibungen mit **Rizinusöl** werden lobend erwähnt. Man reibt das Gesicht etwa 2 Stunden vor dem Schlafengehen gründlich ein und tupft, bevor man zu Bett geht, das überschüssige Öl ab.

Ein gutes Mittel gegen Sommersprossen ist auch eine Salbe aus **Traubenblüten** und Butter. Die Blüten werden frisch gepflückt und in frischer ungesalzener Butter ausgeprasselt.

Sonnenallergie

Eine unangenehme Allergie, die eigenartigerweise fast nur bei Frauen auftritt, ist die Sonnenallergie. Sie geht mit Rötung der Haut, Bläschenbildung und häufig mit entsetzlichem Juckreiz einher und wird bereits durch einen kurzen Aufenthalt in der Sonne ausgelöst. Mit

(H) **Sonnenallergie-Trpf.** (CH: Similasan AG, D: Marka GmbH)

kann man aber diese Überempfindlichkeit recht gut hemmen. (Beachten Sie bitte die Einnahmevorschriften.) Allerdings sollte man schon fünf Tage vor Beginn der Urlaubsreise mit der Einnahme beginnen.

Erst in jüngster Zeit entdeckte ich, daß diese Allergie mit allen ihren Hauterscheinungen verschwindet, wenn man die befallenen Hautbezirke oft mit dem Saft von aufgebrochenen **Aloeblättern** einreibt. Danach lassen sich sogar wieder Sonnenbäder nehmen.

Sonnenbrand

Sonnenbäder, vernünftig dosiert, sind – trotz Ozonloch – gesund. Sie schützen vor Krebs, stärken die körpereigenen Abwehrkräfte und verhindern durch die Bildung von Vitamin D die Entstehung von Osteoporose. Zuviel Schutz vor der Sonne ist eher nachteilig, ebenso wie übertrieben lange Sonnenbäder und deren Folgen. Sonnenbrand erzeugt nicht nur Brennen und unter Umständen starken Schmerz, er kann auch den ganzen Organismus empfindlich stören.

Als Soforthilfe reibt man mit einer gekühlten, aufgeschnittenen Tomate mehrmals die gerötete Haut gut ein. Auf diese Weise schwindet schnell die Hitze und vorübergehend der Schmerz. Der

(B) **Sonnenbrand-Spray** (CH: Similasan AG, D: Marka GmbH)

ist ein schmerzstillendes und kühlendes Präparat, das auch bei anderen Verbrennungen verwendet werden kann. Lesen Sie bitte genau die Gebrauchsanweisung durch.

In südlichen Ländern, wo die Gefahr eines Sonnenbrandes am größten ist, wächst auch gleich das Heilmittel dafür. Es ist die agavenähnliche **Aloe**. Der wasserklare, dicke Saft eines gebrochenen Blattes wirkt sofort schmerzlindernd, selbst bei starken Verbrennungen. Bei Wunden läßt dieser Saft das Blut gerinnen. Am stärksten wirkt die hochwachsende Aloe vera.

Stirnhöhlenkatarrh

Akute Entzündungen der Stirn- oder der Kieferhöhlen verschwinden innerhalb eines Tages, wenn man stündlich ein etwa 2 Quadratzentimeter großes Stück **Bienenwabe** kaut. Man besorgt sich die Honigwaben vom Imker oder im Reformhaus. Das Stückchen Wabe wird 15 bis 20 Minuten kräftig durchgekaut und dann ausgespuckt. Dies wiederholt man pro Tag 6mal im stündlichen Abstand. Nach der Besserung setzt man das Wabenkauen

1mal täglich während einer Woche fort und lutscht 3mal am Tag
1 Eßlöffel Bienenhonig nach den Hauptmahlzeiten.
Siehe auch unter → *Schnupfen* und unter → *Kopf-Dampf-Inha-*
lation in Teil 2.

Stuhlverstopfung

Stuhlverstopfung läßt sich mit **Feigen** oder **Pflaumen** wirkungsvoll bekämpfen. Man schneidet am Abend entweder 6 getrocknete Feigen oder 8 getrocknete Pflaumen in kleine Stücke und
läßt sie über Nacht in 1 Glas kaltem Wasser einweichen. Am
Morgen ißt man die Früchte und trinkt die Flüssigkeit auf nüchternen Magen. Dazu nimmt man täglich 4mal 1 Eßlöffel Edelweiß-Milchzucker in einer Tasse Kamillentee.
Chronische Stuhlverstopfungen lassen sich mit **Senfbreipak-**
kungen, die auf der Wirbelsäule von der Analfalte aufwärts
aufgelegt werden, erfolgreich behandeln. Anfertigung und Anwendung siehe unter → *Nierenkoliken.*
→ *Lendenwickel* und → *Leibauflagen* (siehe Teil 2) sowie ein
Tee (siehe unter → *Obstipation* in Teil 4) sind ebenfalls geeignete
Maßnahmen, den Darm anzuregen.
Siehe auch unter → *Abführmittel* in Teil 2. Auf Reisen wird man
zwangsläufig zu Fertigpräparaten greifen müssen, aber auch dabei sollte man natürliche Mittel bevorzugen wie z. B.

(B) **Redaxa-Schlank-Drg.** (Redaxa GmbH) oder
(B) **Grünwalder Kräuter-Tabl.** (Grünwalder Arzneimittel).

Träume

Menschen, die Nacht für Nacht durch schwere, bedrückende oder beängstigende Träume gequält oder ihres Schlafes beraubt werden, finden nur selten in Medikamenten oder in psychotherapeutischer Behandlung Hilfe. Ganz sicher aber hilft ein Kräuterkissen, das man neben oder unter den Kopf legt. Man füllt einen alten Damenstrumpf mit etwa 1/2 Kilo **Betonikakraut** *(Betonica officinalis)* und zieht, da das Kraut sehr schnell pulvrig wird, einen zweiten Damenstrumpf über. Kein dichtes, festes Material verwenden, da die Wirkung des Kräuterkissens davon beeinträchtigt werden könnte! Die Wirkung des Krautes hält übrigens mehrere Monate an.

Betonikakraut darf nur äußerlich angewendet und nicht als Tee getrunken werden!

Tremor der Hände

Siehe unter → *Zittern der Hände.*

Tumoren

Siehe unter → *Geschwülste,* → *Drüsenkrebs* und unter → *Krebs.*

Übergewicht

Übergewicht ist in den meisten Fällen die Folge einer falschen Lebensweise, einer falschen Ernährung und falscher Trinkgewohnheiten. Die krankhafte Fettsucht, deren Ursachen Stoffwechselstörungen sind, ist hier ausgenommen.

Abmagerungskuren sollten mit Vorsicht und Geduld betrieben werden. Nichts kann dem Körper mehr schaden als eine rapide Gewichtsabnahme.

Ohne Gift und »Schlankmacher« läßt sich das Gewicht durch eine einfache Methode regulieren. Dabei sollte man nicht nach 19 Uhr zu Abend essen und auf eine salzarme Ernährung achten. Da der Körper bis zu 70 Prozent seines Gewichts aus Wasser besteht, ist es verständlich, daß eine Fehlfunktion im Wasserhaushalt am schwersten auf den Zeiger der Waage drückt. Das Wasser wird hauptsächlich im Fettgewebe abgelagert, während Fettdepots sich nur langsam auffüllen. Reduziert man den Wasseranteil des Gewebes auf eine vernünftige Norm, so entquellt zunächst das Fettgewebe, das dann unter der noch folgenden Therapie vom Körper viel leichter abzubauen ist. Dieser Umstand sollte dazu führen, daß alle Speisen, die den Wasserhaushalt belasten und die Anlagerung von Fett fördern, reduziert werden. Dazu gehören vor allem stärke- und zuckerhaltige, fett- und salzhaltige Nahrungsmittel. Übertreibungen, wie zum Beispiel der völlige Verzicht auf Salz, sind jedoch gleichfalls gesundheitsschädigend und zu unterlassen.

Die Kur, die über eine sehr lange Zeit regelmäßig durchzuführen ist, besteht aus einem harmlosen Getränk und einem biologischen Medikament. Man trinkt morgens, sofort nach dem Aufstehen, und zu den drei Hauptmahlzeiten 1/2 Glas Wasser mit 2 Teelöffel **Apfelessig**. Das Getränk darf nur schluckweise und während des Essens genommen werden. Weiter nimmt man morgens nüchtern 1 bis 2 Dragées

(B) **Redaxa-Schlank-Drg.** (Redaxa GmbH).

Lesen Sie bitte alles auf dem Beilagezettel. Mit dieser Methode kann man nach einer kurzen Anlaufzeit wöchentlich etwa 1 Kilogramm an Gewicht verlieren. Und nochmals: Übergewicht kann und darf nicht in einigen Tagen verschwinden!

Unfruchtbarkeit

Siehe unter → *Schwangerschaftsstörungen.*

Unterschenkelgeschwüre (Ulcus cruris)

Nahezu jedes Unterschenkelgeschwür läßt sich mit **Honigauflagen** heilen. Aber noch wirksamer ist folgendes Gemisch: 1 Eßlöffel naturreiner Honig und 1 Teelöffel gemahlener **Bockshornkleesamen** *(Semen Foeni graeci)* werden mit einem bohnengroßen Stück

(B) **Traumeel S-Salbe** (Heel)

gründlich gemischt. Diese Paste streicht man dick auf ein entsprechend großes Stück Leinen und bedeckt damit die offene Stelle des Beines. Darüber legt man eine etwas größere dünne Plastikfolie (Polyäthylen) und fixiert das Ganze mit elastischen Binden. Die Auflagen dürfen 2 bis 3 Tage lang nicht gewechselt werden. Medikamentös unterstützt man die Behandlung mit

(H) **Camphora-Trpf.** (Infirmarius-Rovit),

3mal täglich, 1/2 Stunde vor dem Essen, 15 Tropfen auf die Zunge geben und lange im Munde behalten (4 bis 5 Fl.) und mit

(B) **Aescorin-Trpf. 50,0** (Steigerwald),

3mal am Tag, 1 Stunde nach dem Essen (nicht wie auf der Pakkung angegeben), 25 Tropfen in etwas Wasser nehmen (5 bis 6 Fl.). Eine andere Methode, die leider jahreszeitlich gebunden ist, erfordert frische **Spitzwegerichblätter**. Diese Blätter werden zwischen den Händen zerrieben und auf die offene Stelle aufgelegt. Mit einer dünnen Plastikfolie und mit elastischen Binden legt man einen Verband an. Die Auflagen müssen täglich erneuert werden. Ferner badet man 3mal täglich *beide* Füße in einem Aufguß von Blüten und Blättern der **Käsepappel** (Hausmalve). Der Aufguß muß 1/2 Stunde ziehen und darf nicht abgegossen werden. Für jedes Fußbad ist ein neuer Aufguß zuzubereiten. Auch ist darauf zu achten, daß die offene Stelle nicht naß wird.

Venenentzündung

Eine gezielte Therapie dieses Leidens, von dem Frauen wie Männer geplagt werden, ist mit den Blutegelwirkstoffen Hirudin und Eglin in der

(B) **Exhirud-Salbe** (Plantorgan)

möglich. Die Salbe kann mehrmals täglich auf die Haut über den entzündeten Venen aufgetragen oder, zu gleichen Teilen mit

(B) **Aescorin-Salbe** (Steigerwald)

vermischt, auf ein Stück feuchtes Leinen gestrichen und aufgelegt werden. Mit dünnem Plastik überdeckt und mit 2 elastischen Binden (gegeneinander gewickelt) fixiert, eignet sich dieses Verfahren besonders für die Nacht. Innerlich wird die Behandlung unterstützt mit täglich 3mal 2 Dragées

(B) **Wobenzym-N-Drg.** (Mucos GmbH),

1/2 Stunde vor dem Essen, und mit

(H) **Hamamelis-Plantaplex-Tbl.** (Steigerwald),

3mal täglich 1 Tablette 1/2 Stunde nach dem Essen lutschen. 1 Stunde nach dem Essen nimmt man 25 Tropfen

(B) **Aescorin Liq.** (Steigerwald)

in etwas Wasser (nicht wie auf der Packung angegeben). Die ganze Behandlung wird noch 14 Tage nach absoluter Abheilung fortgesetzt.

Verbrennungen

Bei Hautverbrennungen lindert **Honig**, der auf die verbrannte Stelle aufgetragen wird, den Schmerz, verhindert die Bildung von Brandblasen und fördert die rasche Heilung. Siehe auch unter → *Brandblasen* und → *Verbrühungen*.

Verbrühungen

Auch Verbrühungen lassen sich mit **Honig** sehr gut behandeln. Man macht dazu Auflagen mit einem entsprechend großen Stück Mull, bestreicht es mit naturreinem Honig und legt es auf die verbrühte Haut auf. Werden die Auflagen sofort nach der Verbrühung gemacht, kommt es nicht zur Blasenbildung, und die Wunde verheilt narbenlos. Siehe auch unter → *Brandblasen*.

Vergiftungen

Obwohl alle Vergiftungen sofort in die Behandlung eines Arztes gehören, kann man doch bis zu dessen Eintreffen mit Volksheilmethoden Erste, unter Umständen lebenswichtige Hilfe leisten. Eine Faustregel bei der Erstversorgung eines vergifteten und noch ansprechbaren Patienten ist die möglichst rasche Entleerung des Magens. Dies erreicht man mit einer Salzwasserlösung, zu der man auf 1 Glas angewärmtes Wasser 3 gehäufte Teelöffel Kochsalz gibt (bei Kindern nur lauwarmes Wasser, evtl. mit Fruchtsaft angereichert, verwenden). Von der Flüssigkeit muß so lange getrunken werden, bis nur noch klares Wasser erbrochen wird. Diese Magenspülung ist aber nur in den ersten 2 Stunden nach der Vergiftung sinnvoll. Anders ist es, wenn z. B. ein Kind Mineralölprodukte (in Haushaltsreiniger, Möbelpolitur, Lampenöl, Reinigungsbenzin) getrunken hat: auf keinen Fall zum Erbrechen bringen! Zur Verdünnung und Neutralisierung Wasser trinken lassen und das Kind sofort in die Notaufnahme der nächsten Klinik bringen (die Flasche des Produkts mitnehmen).

Bei allen fettlöslichen Giften, wie zum Beispiel Fleckenwasser, Trockenspiritus, Benzin oder Trichloräthylen, darf auf keinen Fall Milch oder Rizinusöl gegeben werden, da sie die Resorption der Gifte sehr beschleunigen.

Bei Laugenvergiftungen durch Natron- oder Kalilauge läßt man 1 Glas Wasser mit dem Saft von 1 Zitrone trinken.

Bei Vergiftungen durch Säuren oder Essenzen (Salpeter-, Schwefel- oder Salzsäure, Essigessenz usw.) wird Milch mit eingerührten rohen Eiern getrunken. Nach der Magenspülung gibt man dem Patienten 1/2 Tasse Mokka, die man mit Weinessig auffüllt.

Bei Pilzvergiftung nach der Magenspülung als Erste Hilfe Wermutkraut, in Weinessig gesotten, trinken.

Bei Fisch-, Bilsenkraut- oder Schierlingsvergiftungen ist nach der Magenspülung sofort reichlich Wermutkraut und Kümmel in Wein (oder Wasser) aufzukochen und der Absud zu trinken.

Alle diese Maßnahmen dienen nur der Ersten Hilfe, und der Arzt ist bei seinem Eintreffen in jedem Falle darüber zu unterrichten. Ist kein Arzt zu erreichen, sorgt man selbst unverzüglich für die Einweisung des Vergifteten in das nächste Krankenhaus. Es ist aber notwendig, der Klinik einen kurzen Bericht mitzugeben, der folgende Angaben enthalten muß:
- Name, Alter und Adresse des Patienten,
- Art der Vergiftung (möglichst mit Mengenangabe),
- genaue Zeit der Vergiftung,
- Gegenmaßnahmen mit Angabe von Mitteln, Menge und Zeit,
- Anschrift der Angehörigen,
- Name und Anschrift der Krankenkasse.

Verjüngung der Haut

Richtiger wäre es, von Straffung der Haut zu sprechen, denn eine echte Verjüngung ist ja nicht möglich. Dennoch wirkt die Haut verjüngt, wenn sie mit folgender Methode kurmäßig behandelt wird: Je 1 bohnengroßes Teil

(B) **Exhirud-Salbe** (Plantorgan),
(B) **Aloe-vera-Gel** (Apotheke),
(B) **Sikapur-Gel** (Börner GmbH)

wird auf der Handfläche mit 10 Tropfen

(B) **A-E-Mulsin-forte** (Mucos GmbH)

vermischt und leicht in die Haut massiert. Am besten nach einer feuchtwarmen Packung oder Bürstenmassage. Diese Behandlung führt man 1mal täglich, möglichst morgens, durch.
Innerlich wird die Kur mit folgenden Mitteln unterstützt:

(B) **Wobenzym-N-Drg.** (Mucos GmbH),

3mal täglich 3 Dragées unzerkaut etwa 1 Stunde vor jeder Mahlzeit, dazu 1 Eßlöffel voll **Sikapur** mit 15 Tropfen **A-E-Mulsin-forte** etwa 1/2 Stunde vor dem Essen. Diese Behandlung führt man während 3 Monaten durch.
Abends vor dem Schlafengehen wird ein Waschlappen mit

(B) **Brottrunk** (Kanne)

getränkt und damit – am Gesicht beginnend – der ganze Körper eingerieben. Nachher nicht mehr waschen.
Auch morgendliche Packungen mit 200 g Sahnequark, gemischt

mit 2 Eßlöffel voll Sikapur, wirken sich günstig auf die Haut aus. Nach 20 Minuten mit kaltem Wasser abspülen und nur oberfläch- lich abtrocknen. (Siehe auch Teil 5 bei → *Bockshornklee*.)

Verstauchungen

Die beste Therapie bei Verstauchungen von Hand- oder Fuß- gelenken ist die sofortige Eispackung. Ideal dafür sind speziel- le Kunststoffbeutel, die man immer wieder mit Wasser füllen und gefrieren lassen kann. Auch ausgediente Nylonstrümpfe, mit 8 bis 12 Eiswürfeln gefüllt, eignen sich gut dafür. Wer die Packung nicht verträgt, sollte damit das betroffene Gelenk mehr- mals 15 bis 20 Minuten bestreichen. Danach wird

(B) **Exhirud-Gel** (Plantorgan)

dünn aufgetragen und über Nacht damit eine Packung gemacht. Ein angefeuchtetes Stück Leinen wird ca. 2 mm dick mit dem Gel bestrichen, aufgelegt und mit dünner Kunststoffolie abgedeckt und alles mit Binden fixiert. Bei anhaltenden Schmerzen oder starker Schwellung ist aber die Hinzuziehung eines Arztes uner- läßlich.

Verstopfung

Siehe → *Abführmittel* in Teil 2 und → *Stuhlverstopfung*.

Wadenkrämpfe

Gegen diese meist auf der Basis von Durchblutungsstörungen beruhenden Krämpfe helfen heiße → *Wadenwickel* (siehe Teil 2) und folgende natürliche Medikamente:

(H) **Camphora-Trpf.** (Infirmarius-Rovit),

3mal täglich, 1/2 Stunde vor dem Essen, 15 Tropfen auf die Zunge geben und lange im Munde behalten.

(H) **Secale-Plantaplex, Liq. 50,0** (Steigerwald),

3mal täglich, 1/2 Stunde nach dem Essen, 15 Tropfen auf die Zunge träufeln und lange im Munde behalten.

(B) **Aescorin, Liq. 50,0** (Steigerwald),

3mal täglich, 1 Stunde nach dem Essen (nicht wie auf der Packung angegeben), 25 Tropfen in etwas Wasser einnehmen (je Mittel 2 Fl.).

Warzen

Warzen werden gleich wie → *Hühneraugen* behandelt. Die Therapie wird aber zusätzlich mit dem Mittel

(H) **Thuja-Plantaplex, Liq. 50,0** (Steigerwald)

unterstützt. Davon nimmt man 3mal täglich, 1 Stunde nach den Hauptmahlzeiten, 15 Tropfen auf die Zunge (2 bis 3 Fl.).

Eine andere, einfache und gefahrlose Methode ist die Behandlung mit Ameisensäure. Dafür holt man sich aus der Apotheke **Formisoton** und betupft damit täglich mehrfach die Warzen. Innerhalb einer Woche beginnt sich das Warzengewebe aufzulösen. Auch das Betupfen und Einreiben mit **Lavendelöl** (Reformhaus) ist hilfreich.

Wassersucht

Bei Wasseransammlungen im Bauch, im Herzbeutel, zwischen den Brustfellen, in der Leber oder in den Beinen kann oftmals noch eine **Zwiebelkur** helfen.

600 Gramm rohe, möglichst rote Zwiebeln werden zu einem Brei gerieben oder gequetscht, durch ein Sieb gedrückt und mit 100 Gramm Honig und 600 Gramm Weißwein gut vermischt. Davon ißt man täglich 100 Gramm in kleinen Portionen, über den Tag verteilt; bei schweren, bedrohlichen Fällen werden 200 Gramm täglich eingenommen. Wer es verträgt, kann statt dessen pro Tag 30 bis 60 Gramm rohe Zwiebeln essen.

Siehe auch unter → *Zwiebelkur* in Teil 2.

Durch 3 **Apfeltage**, an denen nichts weiter als viele rohe, ungeschälte Äpfel gegessen werden dürfen, unterstützt man die Entwässerungskur.

Weißfluß (Fluor albus)

Dieses Leiden vieler Frauen läßt sich mit einigen unschädlichen Mitteln behandeln:

(H) **Lamioflur, Liq. 30,0** (Heel).

Davon nimmt man um 8 Uhr und um 17 Uhr jeweils 10 Tropfen auf die Zunge (2 bis 3 Fl.). Eine homöopathische Mischung, die der Apotheker herstellt (alle Einzelmittel DHU):

Rp.
(H) **Lilium tigrinum D 4, Dil.**
(H) **Pulsatilla D 6, Dil.**
(H) **Borax D 6, Dil.**
(H) **Sepia D 8, Dil.**
(H) **Thuja D 6, Dil.** $\overline{aa}$ 10,0

M. D. S.: Um 12 Uhr und um 20 Uhr jeweils 15 Tropfen auf die Zunge geben (2 bis 3 Fl.) und lange im Munde behalten. Von Speisen und Getränken ist 1/2 Stunde Abstand zu halten.

Zur Scheidenspülung läßt man sich vom Apotheker die folgende Teemischung anfertigen:

Rp.
Vogelknöterich *(Herba Polygoni)*
Kamillenblüten *(Flores Chamomillae)*
Brennesselblätter *(Folia Urticae)*
Eichenrinde *(Cortex Quercus)* $\overline{aa}$ 10,0

M. f. spec.: Von diesem Teegemisch übergießt man 5 gehäufte Teelöffel mit 1 Liter abgekochtem, noch kochendem Wasser, läßt den Tee 10 Minuten ziehen, gießt ab und wartet, bis er auf Körpertemperatur abgekühlt ist. Mit je 1 Liter dieses Tees werden morgens und abends Scheidenspülungen gemacht.

Wespenstiche

Siehe unter → *Bienen-* und unter → *Insektenstiche.*

Wunden

Schwer heilende Wunden behandelt man mit **Beinwell** *(Symphytum officinale).* Je nach Bedarf werden 2 bis 5 Eßlöffel zerkleinerte und vom Apotheker pulverisierte Wurzeln *(Radix Symphyti)* mit heißem Wasser zu einem nicht zu weichen Brei verrührt. Mit der warmen Masse bestreicht man einen Leinenlappen und legt ihn auf die Wunde oder auf die Geschwulst. Die Auflage muß alle 3 Stunden erneuert werden. Diese Beinwellpackung eignet sich für Verletzungen aller Art, wie Platz-, Schnitt- und Quetschwunden, Knochenbrüche, Blutergüsse, Geschwüre und Geschwülste, auch solche von Krampfadern, ferner für Ausschläge (Herpes), Verhärtungen von Muskeln und Drüsen (auch der Brustdrüsen), Gichtknoten, Knochenhaut- und Zellgewebsentzündungen, Schmerzen an oder in den Knochen und Amputationsstümpfen.

Auch **Apfelessig** ist zur besseren Wundheilung und zur schnelleren Blutstillung ein ideales Mittel. 1 Glas Wasser mit 2 Teelöffeln Apfelessig zu jeder Mahlzeit getrunken beschleunigt den Heilungsprozeß aller Operations- oder Verletzungswunden. Besonders günstig wirkt sich die Einnahme des Apfelessigs aus, wenn man damit schon 4 Wochen vor einer bevorstehenden Operation beginnt. Postoperative Blutungen lassen sich dadurch meist vermeiden. Bei schwer heilenden Wunden kann die Heilung auch mit Auflagen gefördert werden. Dafür werden Apfelessig und abgekochtes Wasser zu gleichen Teilen gemischt.

Eine uralte und bewährte Methode der Wundbehandlung ist das Bestreichen der Verletzung mit naturreinem **Honig**. Selbst alte eiternde Wunden, auch bei Tieren, heilen schnell mit Honig.

Noch besser wirkt die folgende Rezeptur: 1 Eßlöffel naturreiner Honig und 1 Teelöffel gemahlener **Bockshornkleesamen** *(Semen Foeni graeci)* werden mit einem bohnengroßen Stück

(B) **Traumeel S-Salbe** (Heel)

gründlich gemischt. Diesen Brei streicht man dick auf ein entsprechend großes Stück Leinen und legt ihn auf die Wunde, darüber eine etwas größere dünne Plastikfolie und einen Verband. Diese Auflagen müssen mindestens 2 bis 3 Tage liegenbleiben.

Eine ebenso alte wie erfolgreiche Methode ist die Behandlung mit frisch gepflückten **Spitzwegerichblättern** *(Folia Plantaginis)*. Die Blätter werden zwischen den Händen zerrieben und aufgelegt. Sie heilen jede noch so alte Wunde.

Die Einnahme von 3mal täglich 2 Dragées

(B) **Wobenzym-N-Drg.** (Mucos GmbH)

beschleunigt den Heilungsverlauf.

Bei Operationen kann man gleichfalls den Verlauf der Wundheilung beeinflussen. Dazu werden 1 Tag vor der Operation stündlich 10 Tropfen

(H) **Traumeel S-Liq.** (Heel)

– nicht die Tabletten – genommen. Wie alle homöopathischen Tropfen lange im Mund behalten. Am Operationstag nimmt man 1/2 stündlich 5 Tropfen und am Tag danach wieder stündlich 10 Tropfen. Dann genügen 3mal täglich 15 Tropfen. Die Abheilung der Wunden wird erstaunlich schnell und komplikationslos verlaufen. Dies gilt auch für Wunden nach Zahnextraktionen.

Wurmbefall

Gegen Maden-, Spul- und Bandwürmer ist der **Kürbiskern** ein brauchbares, unschädliches und absolut zuverlässiges Wurmmittel. Zur Austreibung der Würmer werden 100 geschälte Kürbiskerne gut zerkaut geschluckt. Etwa 4 Stunden später wird 1 Eßlöffel **Rizinusöl** eingenommen. Falls erforderlich, können bis zu 200 (auch zerstoßene) Kürbiskerne gegessen werden. Toxische Erscheinungen zeigen sich nicht.

Treten Madenwürmer bei Kindern auf, gibt man während längerer Zeit täglich 10 bis 15 Kerne.

Würmer kann man auch mit **Sauerkraut** bekämpfen, wenn man zu jeder Mahlzeit 1/2 Glas Sauerkrautsaft trinkt und morgens nüchtern 100 Gramm rohes Sauerkraut ißt.

Mehrere **Zwiebeln** täglich treiben die Würmer ebenfalls aus.

Eingeweidewürmer werden mit der regelmäßigen Einnahme von wenig **Weinessig** getötet.

Außerdem vermögen einige Teelöffel → *Johanniskrautöl* (siehe Teil 2), täglich 3 rohe **Karotten** und die → *Bittermandelkur* (siehe Teil 2) die Würmer schmerzlos abzuführen.

Zahnfleischentzündung

Diese unangenehme und störende Entzündung wird rasch geheilt, wenn man öfters 1 großen Schluck **Heidelbeersaft** (Reformhaus) nimmt und längere Zeit im Munde behält. Auch stündliche Mundspülungen mit 1 Teelöffel **Apfelessig** in 1 Glas Wasser oder die Auflage einer **Gewürznelke** auf die entzündete Stelle wirken sehr gut.

Zahnschmerz

Gegen Zahnschmerzen hilft **Knoblauch**. Man schält 1 Zehe, quetscht sie zu Brei und reibt damit das Zahnfleisch rund um den schmerzenden Zahn gut ein. Einfacher ist die Behandlung mit Knoblauchsaft. Auch 1 **Gewürznelke**, an den schmerzenden Zahn gelegt, bringt überraschend schnell Linderung. Bei hohlen oder vereiterten Zähnen kann allerdings nur ein Zahnarzt dauerhafte Hilfe bringen.

Zehennägel

Durch Druck des Schuhwerks kann es bei eingewachsenen Zehennägeln leicht zu Nagelbettentzündungen und -eiterungen kommen. Dagegen hilft ein Verband mit Rasierschaum, den man auf den Nagel auflegt. Auf diese Weise läßt der Schmerz schon nach einer Stunde nach, und die Entzündung klingt nach 2 Tagen ebenfalls ab.

Zittern der Hände

Dieses bei älteren Menschen auftretende Leiden, Alters- oder Ruhetremor, läßt sich sehr stark lindern oder völlig beseitigen, wenn eine Kur mit

(Rpfl.) **Tremoforat** (Dr. G. Klein)

gemacht wird. Beachten Sie die Anweisung auf dem Beilage-zettel. Bei grünem Star und Prostatahypertrophie soll dieses Medikament nicht angewendet werden. Während dieser Kur muß man sich von seinem Behandler oder der Gemeindeschwester in der ersten Woche täglich eine Injektion

(B) **Benadon Roche-300, Amp.** (300 mg Vitamin B 6)

intramuskulär geben lassen. In weiteren 2 Wochen wird die Injektion nur noch jeden 2. Tag gemacht. In den injektionsfreien Tagen und nach Beendigung der 3wöchigen Spritzenbehandlung nimmt man täglich morgens 1 Dragee

(B) **Benadon Roche-300, Drg.**

Nach etwa 4 Wochen wird dieses Präparat nur noch jeden 2. Tag, nach weiteren 4 Wochen 2mal wöchentlich (etwa mittwochs und sonntags) für die ganze Zeit der Kur eingenommen. Wichtig ist die zusätzliche Einnahme von 300 mg Vitamin E in Form von

(B) **Eusovit 300-Kaps.** (Wölfer)

und zwar ab Ende der Spritzenkur (dienstags und freitags) zur Mittagsmahlzeit je 1 Kapsel unzerkaut.
Meist ist eine längere Behandlung nötig. Tritt später wieder einmal etwas Tremor auf, genügt nur die Einnahme von Tremo-forat und den beiden Vitaminpräparaten über eine kurze Zeit.

Zuckerkrankheit

Zuckerkrankheit (Diabetes mellitus) kann mit dem folgenden vom Apotheker hergestellten Gemisch behandelt werden:

Rp.
25,0 g **Wermut** *(Herba Absinthi)*
25,0 g **Tausendgüldenkraut** *(Herba Centaurii)*
20,0 g **Heidelbeere** *(Fructus Myrtillorum)*
15,0 g **Löwenzahn** *(Radix Taraxaci cum herba)*
15,0 g **Sandriedgras** *(Rhizoma Caricis)*

M.f. spec.: 4 gehäufte Teelöffel mit 4 Tassen Wasser aufgießen, 10 Minuten ziehen lassen und in einer Thermoskanne warm halten. Diese Menge tagsüber in stündlichen Einnahmen trinken.

Eine regelrechte Heilkur, die allerdings Zeit und Geduld erfordert, beginnt man mit 3 Fastentagen. An diesen Tagen darf man nur ungeschälte, rohe Äpfel essen, jedoch so viel, wie man mag. Dann folgt die eigentliche Kur.

Teerezept Teil 1:
150 Gramm **Bohnenschalen** *(Fructus Phaseoli sine semine)* werden jeden Abend mit 1 1/4 Liter kaltem Wasser angesetzt, am Morgen bis auf 1/2 Liter eingekocht und abgegossen.

Teerezept Teil 2:
30,0 g **Heidelbeerblätter** *(Folia Myrtillorum)*
15,0 g **Benediktenkraut** *(Herba Cardui benedicti)*
15,0 g **Goldenes Fünffingerkraut** *(Herba Potentillae aureae)*
10,0 g **Wermut** *(Herba Absinthii)*
10,0 g **Tausendgüldenkraut** *(Herba Centaurii)*
10,0 g **Bockshornklee** *(Semen Foeni graeci)*

5,0 g **Brombeerblätter** *(Folia Rubi fruticosi)*
5,0 g **Nelkenwurz** *(Radix Caryophillatae)*

M.f. spec.: Von dieser Mischung überbrüht man 4 gestrichen volle Eßlöffel mit 4 Tassen kochendem Wasser, läßt den Tee 10 Minuten ziehen, gießt ihn in eine Thermoskanne und fügt den nach Teerezept 1 hergestellten Abguß hinzu. Davon wird tagsüber halbstündlich 1 Schluck genommen, über 4 bis 8 Monate. In dieser Zeit viele rohe, ungeschälte Äpfel essen.

Weiter sieht die Kur folgende Maßnahmen vor:

1. 3mal täglich 1/2 Glas Karottensaft mit 1/2 Glas Sauerkrautsaft sowie zerquetschten Knoblauch (1/2 Zehe) mischen und 1 1/2 Stunden vor den Mahlzeiten trinken;
2. täglich, auf mehrere Portionen verteilt, 1 Pfund Sauerkraut essen;
3. täglich 1/2 rohe, mittelgroße, fein zerhackte Zwiebel mit etwas gutem und kaltgepreßtem Leinöl vermischen und zusammen mit Schrotbrot essen.

Das Rauchen ist in dieser Zeit einzustellen.
Die vom Arzt verordneten Arzneimittel kann man zwar weiter einnehmen, doch muß man ihn von der Kur unterrichten, damit die Medikamente laufend der veränderten Situation angepaßt werden oder abgesetzt werden können.
Einen positiven Einfluß auf die Zuckerausscheidung hat frisch gepreßter **Karottensaft**. Davon muß am Vormittag und am Nachmittag je 1 Glas getrunken werden. Man kann den Blutzucker aber auch mit **Gurkensaft** herabsetzen, da im Fleisch der Gurke insulinähnliche Stoffe enthalten sind.

Zuckungen der Augenlider oder Mundwinkel

Solche Zuckungen ist man meist schon nach etwa 10 bis 14 Tagen los, wenn man täglich zu jeder Mahlzeit 2 Teelöffel reinen **Honig** einnimmt. Zusätzlich wird 3mal am Tag je 1 Tablette

(H) **Zincum valerianicum D 3, Tabl.** (DHU)

gelutscht. Dabei ist von Speisen und Getränken 1/2 Stunde Abstand zu halten und das Mittel lange im Munde zu verreiben.

Zungenkrankheit (Weißschwielenkrankheit)

Ein großer Schluck **Heidelbeersaft**, mehrmals täglich, für längere Zeit im Munde behalten, wirkt schmerzstillend und heilend zugleich. Auch die **Labkrautspülungen** (siehe unter → *Zungenkrebs*) heilen die Entzündung.

Zungenkrebs

Es lohnt sich, neben der klinischen Behandlung Spülungen mit **Labkraut** *(Herba Galii aparinis)* zu machen, da dieses Heilkraut schon in vielen Fällen geholfen hat. Für die Behandlung überbrüht man 2 gehäufte Teelöffel des Krauts mit 1 Tasse kochendem Wasser. Bei der getrockneten Droge muß der Tee etwa 3 Minuten ziehen, beim frisch gepflückten Kraut etwa 1/2 Minute. Mit dem Abguß spült und gurgelt man, so tief es geht, und spuckt danach den Tee aus. Es ist ratsam, auch 1 Schluck des Tees für längere Zeit im Munde zu behalten und erst dann auszuspucken. Das Spülen und Gurgeln hat halbstündlich bis stündlich zu erfolgen. Über den Tag verteilt, verbraucht man 6 Tassen Tee. Nach jedem Spülvorgang werden noch 2 Schluck Tee getrunken. Auf diese Weise gehen die Beschwerden rasch zurück, so daß die Bestrahlungen oftmals überflüssig sind.

Empfehlenswert ist, auch die unter → *Krebs* angeführten therapeutischen Maßnahmen zu befolgen.

Im Kampf gegen diese bösartige Erkrankung findet man in

(B) **Wobenzym-N-Drg.** (Mucos GmbH)

einen starken Verbündeten. Deshalb sollten täglich 2stündlich 2 Dragées eingenommen werden. Eine Erhöhung der Dosis ist unschädlich und kann nur nützen. Unterrichten Sie aber bitte Ihren Arzt oder Heilpraktiker davon.

Teil 2

Rezepturen, Kuren, Methoden und Hinweise

Abführmittel

Für dieses biologische und harmlose Abführmittel schneidet man 6 **Feigen** in kleine Stücke, weicht sie in etwas Wasser ein und läßt sie über Nacht stehen. Am nächsten Morgen vermischt man die Feigen mit 1 Eßlöffel kaltgepreßtem Leinöl, den schwarzen Plättchen einer Stange Manna, 1 Eßlöffel ungemahlenem Leinsamen und 1 Eßlöffel Bienenhonig. Davon nimmt man morgens nüchtern und abends vor dem Schlafengehen 1 Eßlöffel voll.

Teetrinkern kann zur Stuhlregulierung das folgende Gemisch empfohlen werden:

Rp.
10,0 g **Fenchel** *(Semen Foeniculi)*
15,0 g **Löwenzahn** *(Radix Taraxaci cum herba)*
20,0 g **Schlehdorn** *(Flores Acaciarum)*
25,0 g **Faulbaum** *(Cortex Frangulae)*
30,0 g **Rhabarber** *(Radix Rhei)*

Morgens und abends pro Tasse 1 Teelöffel aufgießen, 1mal kurz aufkochen, 2 Minuten ziehen lassen und abgießen.

Siehe auch das Teerezept unter → *Obstipation* in Teil 4.

Auf Reisen kann ein harmloses Präparat wie

(B) **Grünwalder Kräuter Tabl.** (Grünwalder Arzneimittel) oder
(B) **Redaxa Schlank-Drg.** (Redaxa GmbH)

die Funktion des Darmes anregen.

Apfelessigkur

Benötigt wird ein zu 3/4 mit abgekochtem Wasser gefülltes Glas. Nach Abkühlung auf Mundwärme gibt man 2 Teelöffel **Honig** sowie 2 Teelöffel **Apfelessig** (Reformhaus) hinzu und rührt so lange um, bis sich der Honig vollständig aufgelöst hat. Diese Menge wird 3mal am Tag langsam und schluckweise, je nach Krankheit, während einiger Wochen bis Monate getrunken.

Anwendung: Bei nahezu allen Krankheiten, wie zum Beispiel bei entzündlichen Prozessen, Gelenkerkrankungen, Rheuma, Übergewicht, Hautkrankheiten, Asthma, Schlaflosigkeit usw., außerdem zur Wasserausscheidung, zur Vorbeugung gegen Krankheiten und zur Kräftigung des Körpers wie auch bei Allergien.

Apfelkur

Wenn bei Darmerkrankungen jede Therapie versagt hat, hilft noch die Apfelkur. Auf einer Reibe aus Glas werden 3 Pfund rohe, ungeschälte, aber reife **Äpfel** ohne Kerngehäuse gerieben und, über den Tag verteilt, gegessen. Medikamente, Speisen oder Getränke dürfen während der Kur nicht eingenommen werden. Meist genügt es, diese Therapie über 3 bis 4 Tage einzuhalten.

Anwendung: Zur Heilung schwerer bis schwerster Darmerkrankungen wie Ruhr, Paratyphus und anderer Durchfallerkrankungen sowie bei chronischen Hautkrankheiten.

Bittermandelkur

Während bei der süßen Mandel keine Gefahr einer Überdosierung besteht, ist die Dosis bei der bitteren Mandel stark begrenzt. Durch die Einnahme von nur einer bitteren Mandel täglich lassen sich in bestimmten Fällen oftmals Wunder erzielen.

Erwachsene müssen nach 6 Wochen eine Pause von 4 Wochen einfügen, Kinder von 7 bis 16 Jahren bereits nach 3 Wochen. Für Kleinkinder ist die Bittermandelkur nicht geeignet!

Anwendung: Bei Einhaltung der Vorschrift ist die Bittermandel ein vorzügliches Mittel gegen Lungenstauungen und den dadurch bedingten sogenannten Herzhusten, ferner gegen Angina pectoris, gegen erhöhte Aktivität der Schilddrüse, bei der Basedow-Krankheit sowie gegen die Vergiftungserscheinungen bei Schilddrüsenüberfunktion. Auch gegen Würmer in den Eingeweiden helfen Bittermandeln

Nach zweimaliger Kur ist eine Pause von 3 Monaten einzuhalten.

Bohnenschalen-Extrakt

Um diesen Extrakt herstellen zu können, muß man am Abend 150 Gramm der besonderen **Bohnenschale** *Fructus Phaseoli sine semine* (Apotheke) in 1 1/4 Liter kaltem Wasser ansetzen und bis zum nächsten Morgen weichen lassen. Morgens wird alles bis auf 1/2 Liter eingekocht und dann abgegossen. Der Extrakt muß schluckweise, über den ganzen Tag verteilt, getrunken werden.

Anwendung: Bei Rheuma und Gelenkrheuma, Gicht, Wassersucht, bei Zuckerkrankheit und Nierenkrankheiten einschließlich Steinerkrankungen. Beim rheumatischen Formenkreis (akuter chronischer und degenerativer Muskel- und Gelenkrheumatismus) wird der Extrakt, ebenso wie oben angegeben, in Verbindung mit

Rheuma-Gicht-Tee (Infirmarius-Rovit) und
Mate-Gold naturgrün (Roland)

zu gleichen Teilen genommen. Kein Mittel kann so sehr die Harnsäurebildung im Körper hemmen und die Ablagerungen auflösen wie dieser Bohnenschalenauszug.

Brustwickel

Ein Brustwickel mit feuchten Tüchern umhüllt nur den Brustkorb und läßt Arme und Schultern frei. Man taucht dazu ein entsprechend großes Tuch in kaltes oder heißes Wasser und legt es gut ausgewrungen um den Brustkorb. Darüber kann eine Plastikfolie folgen, die Feuchtigkeit und Wärme im Wickel hält, oder ein Leinentuch. Wichtig ist nur, daß die zweite Lage größer als der Wickel ist. Über die zweite folgt eine dritte, wollene Lage. Es ist darauf zu achten, daß der Patient mit einer Decke gut zugedeckt ist und warme Füße hat, ansonsten muß mit einer Wärmflasche nachgeholfen werden. Der Wickel bleibt 20 Minuten bis zu 1/2 Stunde liegen. Nach dem Abwickeln muß der Patient sofort wieder warm zugedeckt werden und noch mindestens 1/2 Stunde ruhen.
Anwendung: Kühle Brustwickel sind angebracht bei allen fieberhaften Erkrankungen der Atmungsorgane, ferner bei Masern, Scharlach und bei Asthma.
Heiße Brustwickel werden bei Schmerzen in der Brust, bei Keuchhusten und bei Rippenfellentzündung angelegt, aber nur wenn der Patient völlig fieberfrei ist.

Cholesterinsenkung

Bei zu hohem Cholesterinspiegel hilft eine 3tägige → *Apfelkur*, bei der außer vielen ungeschälten Äpfeln nichts gegessen werden darf. Gegebenenfalls muß die Kur im wöchentlichen Abstand wiederholt werden. Dazu wird 3mal täglich 1 Kapsel

(B) **Lipostabil 300 forte** (Nattermann)

1/2 Stunde vor dem Essen etwa über 6 Monate eingenommen.

Darmreinigung

Folgende Kuren wirken darmreinigend:
→ *Apfelkur:* bei schwersten Darm- und Durchfallerkrankungen.
→ *Sauerkraut-Apfel-Kur:* bei Unwohlsein, Magen-Darm-Verstimmung, Aufblähung, Übelkeit, Kreislaufschwäche, chronischem Kopfschmerz.
→ *Weizenschleimkur:* bei Schleimhauterkrankungen des Verdauungskanals, bei Rheuma, Gicht, Arteriosklerose, chronischem Kopfschmerz, zur Leber- und Nierenentgiftung, zur Blut- und Hautreinigung, zur Körperentschlackung und zur Gesamtumstimmung.

Einlauf

Leider wissen heute nur noch die wenigsten Menschen, welche hervorragenden Eigenschaften Einläufe (Klistiere) haben, wie unschädlich sie sind und wie einfach sie gemacht werden können. Einläufe wirken nicht nur rasch und heilsam, sie können auch Krankheitskomplikationen verhindern und das Kranksein wesentlich verkürzen. Der große Naturheilarzt Professor Alfred Brauchle bezeichnete den Einlauf als ein »Machtmittel erster Ordnung«, das sich bei allen infektiösen und fieberhaften Erkrankungen anwenden läßt. Dazu gehören Infektionen des Darms, der Nieren, des Kopfes, der Bronchien oder der Lungen.

Durchführung: Einlaufgeräte können in jedem Sanitätshaus gekauft werden. Am besten hängt man die Spülkanne im Badezimmer über der Wanne auf und führt das eingefettete Endstück in Hockstellung in den After ein. Den besten Erfolg bringen Einläufe, wenn sie bis zu 5mal täglich wiederholt werden. Es ist nicht nötig, die Flüssigkeit lange zurückzuhalten.

Muß das Klistier während längerer Zeit angewendet werden, fügt man der Spülflüssigkeit 1 bis 2 Eßlöffel reines Salatöl zum Schutze der Darmschleimhaut bei. Jedoch dürfen Einläufe nicht länger als 14 Tage hintereinander angewandt werden.

Spülmittel: Zum Spülen verwendet man entweder reines, abgekochtes Wasser oder Kamillentee, und zwar für Kinder pro Einlauf bis 1/2 Liter und für Erwachsene bis 1 Liter.

Temperatur: Die Spülflüssigkeit sollte normalerweise 38 Grad aufweisen. Wenn jedoch der Patient friert oder Schüttelfrost hat, muß sie so warm wie möglich sein. Hat der Patient hingegen hohe Temperatur oder einen heißen Kopf, wendet man kühle Klistiere von etwa 25 bis 28 Grad an.

An Einläufe sollte auch gedacht werden, wenn eine rasche und gründliche Entgiftung des Körpers erforderlich ist.

Entgiftungskur

Jeder gesunde und erst recht jeder kranke Mensch sollte wenigstens 1mal monatlich den Darm mit einer Entgiftungskur reinigen.

Anstelle des Frühstücks wird 1 Glas reiner, alkoholfreier Apfelsaft, der mit dem Saft von 1/2 Zitrone und 1 Teelöffel Honig vermischt ist, lauwarm und langsam, schluckweise, getrunken. Im Laufe des Vormittags ißt man 2 rohe Äpfel mit der Schale. Statt des Mittagessens ist ein Apfelschalentee mit 2 Teelöffeln Honig warm zu trinken. 2 Stunden später sind wieder 4 ungeschälte rohe Äpfel zu essen. Gegen 15 Uhr und gegen 17 Uhr wird jeweils 1 Glas frischer Apfelsaft getrunken. Als Nachtmahl ißt man 1 Teller warmes Apfelmus, das mit 3 Teelöffeln Honig angereichert ist.

Diese Tageskur dient nicht nur der Entgiftung des Darmes, sie hat auch einen tiefgreifenden Einfluß auf alle Funktionen des Organismus.

→ *Einläufe* unterstützen die Entgiftungskur.

Fußbad

Das kalte Fußbad wird bei einer Temperatur von 15 Grad während 20 Sekunden bis zu 2 Minuten gemacht. Der Patient sitzt dabei; das Wasser soll bis über die Wade reichen.

Anwendung: Bei zu starkem Blutandrang zum Kopf oder bei Blutstauungen im Kopf, vor allem bei drohendem Schlaganfall, aber auch bei geschwollenen oder müden Füßen und bei Nasenbluten. Das kalte Fußbad darf nicht bei schlechter Durchblutung des Kopfes und bei Blasenleiden angewendet werden.

Das warme Fußbad weist Temperaturen zwischen 33 und 38 Grad, das heiße Fußbad zwischen 40 und 45 Grad auf. Während das warme Fußbad bis zu 15 Minuten dauern darf, sollte das heiße Fußbad 10 Minuten nicht überschreiten. Die Durchführung ist die gleiche wie beim kalten Fußbad.

Anwendung: Bei Entzündungen der Beckenorgane, Ischias-schmerzen, Schlafstörungen, Beschwerden bei Senk- oder Spreizfüßen und natürlich bei kalten Füßen. Bei überhöhtem Blutdruck darf dieses Fußbad nicht gemacht werden!

Gurgelwasser

Gegen Halsweh hilft das folgende Gurgelwasser: In ein zu 3/4 mit abgekochtem Wasser gefülltes Glas rührt man 5 Teelöffel **Apfelessig** und 2 gehäufte Teelöffel **Bienenhonig** ein und gur-gelt mit dieser Lösung. Es schadet durchaus nicht, wenn danach die Flüssigkeit geschluckt wird.

Fügt man diesem Gemisch noch 1 bis 2 Tropfen **Lugolsche Lösung** (5 Prozent elementares Jod in 10prozentiger Kaliumjo-didlösung) bei, so erhält man ein vorzügliches Getränk zur Stei-gerung der körpereigenen Abwehrkräfte (als Vorbeugung gegen alle Erkältungs- und Infektionskrankheiten).

Das Getränk wird ohne Jodlösung täglich, morgens und abends, getrunken. Die Lugolsche Lösung gibt man nur montags, mitt-wochs und freitags bei erhöhter Infektionsgefahr hinzu (höch-stens 2 Tropfen).

Haarwasser

Die nachstehende Lösung, die man selbst zubereitet, stoppt Haarausfall und gibt dem Haar neuen Glanz. Man läßt 1/2 Liter Wasser brodelnd kochen; nach 10 Minuten gießt man das Wasser über 5 gehäufte Teelöffel **Majoran** *(Herba Majoranae)*, seiht nach weiteren 10 Minuten den Tee ab und rührt nach Abkühlung in den Absud 2 Eßlöffel Bienenhonig und 1 Teelöffel Glyzerin ein. Mit dieser Lösung wird jeden Morgen die Kopfhaut kräftig massiert. Das Haarwasser wird in einer dunklen, verschlossenen Flasche an einem kühlen Platz aufbewahrt.

Hautreinigung

Hautreinigend und -verjüngend wirken folgende Maßnahmen: Aus feingemahlenem **Bockshornkleesamen** *(Semen Foeni graeci)*, Rosenöl und ein wenig gutem, aber dünnflüssigem Honig stellt man einen Brei her. Damit macht man eine Packung auf die Haut, entweder über Nacht oder für 3 bis 4 Stunden am Tag. Anschließend wird die Haut mit Heublumentee (1 Eßlöffel pro Tasse Wasser im Aufguß) gewaschen. Auf die gereinigte Haut legt man danach für 20 Minuten ein in frischem Heublumentee getränktes Tuch.

Herzauflage

Bei der kalten Auflage wird ein feuchtes Tuch über der Herzgegend, und zwar vom Schlüsselbein bis an das Ende der Rippen, aufgelegt. Diese Auflage bleibt bis zu 20 Minuten liegen und kann morgens und abends gemacht werden.
Anwendung: Bei nervösen Herzstörungen, bei übererregter Herztätigkeit, bei Herzneurosen und bei allgemeiner Nervosität.
Die heiße Auflage kommt nur in Frage, wenn Hitze den Schmerz lindert.
Anwendung: Bei Angina pectoris.

Herzwein

Zur Behandlung von Herzbeschwerden aller Art kann man mühelos eine Herzmedizin selbst herstellen. Man nimmt dazu 10 große Petersilienstengel und 1 Liter naturreinen Weißwein, erhitzt alles in einem großen Topf und läßt es 10 Minuten kochen. Nach Abkühlung auf Körpertemperatur wird der Wein abgegossen. Nun gibt man 250 Gramm naturreinen Honig, 5 Eßlöffel natürlichen Apfelessig, je 3 Schnapsgläser Wacholderschnaps und Knoblauchsaft hinzu (Herstellung siehe unter → *Knoblauchsaft*). Nachdem alles gut verrührt ist, füllt man den fertigen Herzwein in Flaschen, die vorher mit hochprozentigem Alkohol ausgespült worden sind. Im Kühlschrank ist diese Medizin sehr lange haltbar.
Bei auftretenden Herzbeschwerden nimmt man davon 3mal täglich 1 Eßlöffel voll oder macht eine Kur, indem man täglich vormittags und spätnachmittags je 1 Eßlöffel einnimmt.

Heublumenbad

Für dieses Bad übergießt man 500 Gramm Heublumen mit so viel kochendem Wasser, daß sie gut bedeckt sind, läßt alles 15 Minuten ziehen und gießt ab. Die Heublumen werden nochmals mit der gleichen Menge kochendem Wasser übergossen, sofort auf den Herd gesetzt, 10 Minuten gekocht und danach abgegossen. Dieser Absud wird zusammen mit dem ersten Absud in die gefüllte Badewanne gegeben.

Die Temperatur des Badewassers darf der Verträglichkeit angepaßt sein; normalerweise liegt sie bei etwa 40 Grad.

Die Dauer des Bades richtet sich nach dem Befinden, sollte aber nicht weniger als 20 Minuten betragen.

Anwendung: Bei Rheuma, Gicht, Krampfzuständen, Schmerzen jeder Art, Hautleiden, Zirkulationsstörungen und bei Bewegungseinschränkungen (zum Beispiel durch Krämpfe oder Schmerzen), bei Entzündungen von Organen und bei allen chronischen Prozessen zur Unterstützung der Therapie.

Heublumensack

Man füllt einen Leinensack von etwa 20 mal 35 Zentimeter mit Heublumen (Apotheke) und schnürt das offene Ende so zu, daß beide Schnurenden etwa 30 Zentimeter lang sind. Dieser Beutel wird in einen Topf mit abgekochtem, aber nicht mehr brodelndem Wasser gelegt. Nach 10 Minuten zieht man den Sack an den beiden Schnurenden, die außerhalb des Topfes geblieben sind, aus dem Wasser, eine zweite Person drückt mit Topfdeckeln das überschüssige Wasser aus dem Beutel und läßt es in den Topf fließen. Sobald die Temperatur des Heublumensackes körperverträglich geworden ist, wird er auf die gewünschte Stelle aufgelegt und mit einer Plastikfolie sowie einem Wolltuch bedeckt.

Das Heublumenwasser wird in der Zwischenzeit auf kleinem Feuer warm gehalten. Nach etwa 20 bis 40 Minuten wird die Packung nochmals im gleichen Wasser erwärmt und erneut aufgelegt. Dies kann 2- bis 3mal am Tag geschehen.

Nach der Abnahme des Heublumensackes muß die behandelte Stelle warm eingepackt und für 1/2 bis 1 Stunde warm gehalten werden. Vor dieser Anwendung überzeugt man sich, daß Herz und Kreislauf in Ordnung sind.

Anwendung: Bei Koliken, rheumatischen und anderen Schmerzen, Magen-Darm-Katarrhen, Asthma, Nieren- und Blasen-Erkrankungen, Ischialgie, Verkrampfungen und dadurch hervorgerufenem Kopfweh (im Nacken auflegen), Migräne (am Hinterkopf und im Nacken auflegen), Wirbelsäulenveränderungen usw. Es sind auch Doppelpackungen möglich. Bei Nierensteinkoliken zum Beispiel kann man sowohl auf der Bauch- wie auch auf der Rückenseite über der Nierengegend je 1 Heublumensack auflegen.

Honigkur

Die hier beschriebene Honigkur, die alten Rezepten aus der Volksmedizin entstammt, kann auch dort noch helfen, wo jedes andere Mittel versagt hat. Wichtig dabei sind nur die genaue Einhaltung der Vorschrift und die Verwendung echten Naturhonigs. Zur Kur benötigt man je 50 Gramm **Schafgarbe** (*Herba Millefolii cum floribus*) und **Kamille** (*Flores Chamomillae*), die man gut vermischt. Von dieser Mischung wird für 1/2 Tasse 1 gestrichener Teelöffel aufgegossen. Nach Abkühlung des Tees auf Trinkwärme gibt man den Honig wie folgt hinzu:

1. Woche 1/2 Teelöffel,
2. Woche 1 Teelöffel,
3. Woche 1 1/2 Teelöffel,
4. bis 7. Woche 2 Teelöffel,
8. Woche wie 3. Woche,
9. Woche wie 2. Woche,
10. Woche wie 1. Woche.

Nach Auflösung des Honigs trinkt man langsam, in kleinen Schlucken, die ganze Portion Tee, und zwar 1 Stunde vor dem Frühstück. Dies wiederholt sich 1 Stunde vor dem Mittagessen und 1 1/2 Stunden nach dem Abendessen, das nicht nach 19 Uhr eingenommen werden sollte. Der Tee ist jedesmal frisch anzusetzen. Die Kur kann, wenn es die Schwere des Falls erfordert, nach einer Pause von 3 Wochen nochmals durchgeführt werden. Verboten sind während der Kur: Alkohol, Kaffee und schwarzer Tee, kohlensäurehaltige sowie Cola-Getränke und ähnliches, Most, Essigessenzen und alle scharfen Gewürze, Schweinefleisch und -fett sowie Zucker in jeder Form und das Rauchen. Erlaubt sind: Obst, Fleisch in geringen Mengen, alle leichtverdaulichen Speisen, viel Frischgemüse und viel rohes Sauerkraut.
Anwendung: Bei allen schweren, chronischen oder schwer heilbaren Krankheiten und bei den sogenannten unheilbaren Leiden.

Johanniskrautöl

Für das Johanniskrautöl füllt man die frisch abgezupften Blüten und Blätter des **Johanniskrautes** *(Herba Hyperici)* in ein großes, verschließbares Glas oder in eine Flasche mit weitem Hals und gießt die 3fache Menge an feinem Oliven- oder Maisöl darüber. Das Gefäß wird fest verschlossen und etwa 6 bis 8 Wochen an die Sonne, bei wenig Sonnenschein in Herdnähe gestellt. Der Inhalt des Gefäßes muß öfters gut durchgeschüttelt werden. Hat das Öl nach Ablauf dieser Zeit eine leuchtendrote Farbe angenommen, seiht man alles durch ein feines Tuch und preßt den Rückstand gut aus. Zeigt sich später auf dem Öl eine wäßrige Absonderung, saugt man sie mit einem Gummischlauch ab.

Auf diese einfache Weise hat man eines der besten Naturheilmittel hergestellt, dessen Heilkraft bis zu 2 Jahre anhält.

Anwendung: Äußerlich zur Einreibung bei Blutergüssen, Muskelverletzungen, Brandwunden, frischen Wunden, Geschwüren, Beulen, Hexenschuß, Gicht und Rheuma; innerlich teelöffelweise gegen Würmer, auf Zucker bei Leibschmerzen, Koliken, Schleimhautentzündungen des Darms und bei Bettnässen der Kinder.

Knoblauchsaft

Ein viele Jahre haltbarer Knoblauchsaft wird folgendermaßen hergestellt: Man läßt 80 Gramm geschälte und feingehackte Knoblauchzehen in 200 Gramm Alkohol (mindestens 45 Prozent) 14 Tage in einer gut verschlossenen Flasche ziehen.

Die Flasche muß täglich mehrmals durchgeschüttelt werden. Danach gießt man alles durch ein feines Sieb und fügt 5 Tropfen **Angelikawurzelöl** (Apotheke) hinzu. Bei Bedarf nimmt man 3mal täglich 6 Tropfen.

Anwendung: Diese Tinktur ist gift- und seuchenwidrig, wirkt blutreinigend, appetitanregend, entzündungshemmend, krampflösend, blutdruckregulierend, stärkend auf die Abwehrorgane des Körpers, kreislauffördernd, herzstärkend und hemmend auf die Arterienverkalkung.

Kopf-Dampf-Inhalation

Inhalationen mit dem Dampf von **Kamillenabsud** sind sehr heilsam. Während der Inhalation müssen Kopf und Gefäß mit einem großen Tuch gut verhüllt sein, und der Kopf muß so nahe als möglich über den Topf mit dem dampfenden Absud oder den Inhalator gehalten werden.

Nach der Dampf-Inhalation wäscht man Gesicht und Nacken mit kaltem Wasser. Auf keinem Fall sollte man ins Freie gehen, sondern am besten im Bett »weiterdünsten«. Die Dauer der Dampf-Inhalation wird jedesmal um 5 Minuten verlängert. Man beginnt mit 10 Minuten und steigert von Mal zu Mal bis auf 30 Minuten.

Anwendung: Bei Erkrankungen der oberen Luftwege wie Nasen-, Stirn- und Nebenhöhlenentzündungen, bei Schnupfen, Rachen- und Kehlkopfkatarrhen und bei Mittelohrentzündung wie auch bei Bronchitis.

Krebsvorbeugung

Gegen Krebs läßt sich in einfacher und unschädlicher Weise vorbeugen, wenn man 3mal am Tag, etwa 1 Stunde vor den Mahlzeiten, 1 süße **Mandel** und rohen **Knoblauch** (1/3 Zehe) ißt.

Ballaststoffe wie Fasern in Obst und Gemüse, Kleie, Leinsamen und Vollkorn können vor Darmkrebs schützen. Und es können zum Beispiel etwa 30 Gramm **Weizenkleie** pro Tag vor Brustkrebs schützen. Eine Studie der American Health Foundation ergab, daß dadurch bei Frauen der Östrogenspiegel im Blut um ca. 20 Prozent gesenkt wird. Da ein hoher Östrogenspiegel Brustkrebs auslösen kann, ist es empfehlenswert, täglich 5 Eßlöffel Weizenkleie unter die Speisen zu mischen.

Auch Sauerkraut (roh), rote Bete, Brokkoli, Vitamin C und E sowie Beta-Carotin mindern sehr stark das Krebsrisiko. Brokkoli zum Beispiel enthält viel Indole, Glucosinolate und Dithiolthione, die als Gegengifte gegen den Krebs bekannt sind, aber auch viel Vitamin C und Beta-Carotin. In der Johns-Hopkins-Universität in Baltimore (USA) entdeckte man, daß Brokkoli die beste Vorbeugung gegen Brust-, Darm- und Prostatakrebs ist.

Kropfvorbeugung

Der regelmäßige Genuß von **Brunnenkresse** wirkt gegen Kropf vorbeugend. Außerdem ist Brunnenkresse wassertreibend, blutreinigend und bewährt sich bei Hautunreinheiten. Auch **Jodsalz**, das wie normales Salz schmeckt, beugt dem Jodmangelkropf vor.

Lebensverlängerung

Lebensverlängernd wirken **Zwiebeln** sowie die **Vitamine A und E**, wenn man sie täglich in geringen Dosen einnimmt. Bei Versuchstieren wurde allein mit Vitamin E eine Lebensverlängerung um 30 Prozent erzielt. Die amerikanische Soziologin Beard hat bei 8500 Menschen, die das 100. Lebensjahr überschritten hatten, festgestellt, daß sie regelmäßig Zwiebeln aßen. Zwiebeln sowie die Vitamine A und E verhindern Arteriosklerose, halten die Blutgefäße elastisch, fördern die Durchblutung und die Leistungsfähigkeit des Gehirns, steigern die Infektabwehr und die Spannkraft des Körpers und wirken ebenso kräftigend wie regulierend auf alle Organe des Körpers.

Bewährt hat sich das Präparat

A-E-Mulsin-forte-Trpf. (Mucos GmbH).

Von diesem Mittel, in dem beide Vitamine in leicht resorbierbarer Form vereint sind, nimmt man morgens und abends nüchtern 15 Tropfen direkt auf die Zunge, dazu täglich mindestens 1/2 rohe Zwiebel zu den Mahlzeiten und 1 Pfund rohes Faßsauerkraut in kleinen Portionen, über den Tag verteilt.

Sehr stark reduziert werden müssen dabei allerdings alle stark wirkenden Reiz- und Genußmittel wie Alkohol, Nikotin, Kaffee, Cola-Getränke, scharfe Gewürze, Essenzen usw.

Leibauflage

Die feuchte Auflage reicht vom Oberschenkelansatz bis kurz unter die Brustwarzen. Die nasse Auflage bedeckt nur den Bauch. Mit einem trockenen Tuch und einem Wolltuch wird danach der ganze Leib umwickelt.

Anwendung: Die kalte Auflage ist angezeigt bei nervösen Störungen allgemeiner Art, bei Herzerregungen, Trägheit des Darms und Entzündungen, aber nur dort, wo die Kühle als wohltuend empfunden wird.

Die heiße Auflage wendet man an bei Leibschmerzen und Leibkrämpfen, Gallenkoliken, Gallenblasenentzündung, Darmentzündung und bei mangelhaft funktionierender Verdauungstätigkeit des Magens.

Lendenwickel

Wie alle Wickel wird auch der Lendenwickel mit 3 Tüchern durchgeführt. Dieser Wickel reicht vom Bauchnabel bis zur Mitte der Oberschenkel, wobei man das nasse Tuch nur schwach ausdrückt. Auf die feuchte Auflage folgt ein größeres zweites Tuch und darüber ein noch größeres Wolltuch.

Will man mit dem kalten Wickel Wärme entziehen, so muß man den Wickel ziemlich feucht halten. Sobald er warm geworden ist, muß er erneuert werden.

Will man mit dem kalten Wickel Wärme stauen, so darf die nasse Auflage nur wenig feucht sein (gut auswringen). Wickel etwa 1 Stunde liegenlassen.

Will man mit dem kalten Wickel Schweiß treiben, so bleibt die nur wenig feuchte Packung länger als 1 Stunde liegen, bis eine kräftige Schweißbildung eingetreten ist.

Anwendung: Kalte Wickel sind angezeigt bei hohem Blutdruck, fieberhaften Gallenblasenerkrankungen, Stauungen von Gasen im Darm und bei Schlaflosigkeit.

Warme und heiße Wickel sind bei Koliken (Nieren-, Bauch-, Gallenkoliken), lokalen rheumatischen Beschwerden und Entzündungen der Bauch- und Beckenorgane sowie bei Schwellungen und Nierensteinen angebracht.

Luftreinigung

Im Krankenzimmer wirkt **Weinessig**, den man durch Aufgießen auf einen heißen Ziegelstein verdampfen läßt, luftreinigend.

Magenbitter

Zur Verbesserung der Verdauung kann man leicht einen Magenbitter selbst herstellen. Benötigt werden dazu folgende Drogen:

Rp.

120 g **Bitterkleeblätter** *(Folia Trifolii fibrini)*
120 g **Tausendgüldenkraut** *(Herba Centaurii)*
  80 g **Rhabarberwurzel** *(Rhizoma Rhei)*
  60 g **Melissenblätter** *(Folia Melissae)*
  60 g **Löwenzahnwurzel** *(Radix Taraxaci)*
  50 g **Mariendistelsamen** *(Semen Cardui Mariae)*
  50 g **Wacholderbeeren** *(Fructus Juniperi)*
  20 g **Schafgarbenkraut** *(Herba Millefolii)*
  20 g **Wermutkraut** *(Herba Absinthii)*
  20 g **Kalmuswurzel** *(Rhizoma Calami)*

Da die Beeren und Samen zerquetscht und die Wurzelteile fein zerschnitten werden müssen, läßt man sich vom Apotheker alle Teile einzeln geben.

Nach dem Mischen gibt man alles in eine 5-Liter-Flasche, gießt 3 Liter 90prozentigen Alkohol hinzu und läßt das Ganze 3 Tage lang ziehen. Dann kocht man 2 Liter Wasser ab, läßt es erkalten und gibt 1 Kilogramm Zucker hinzu. Diese Zuckerlösung wird unter Umrühren erhitzt und nur 1mal aufgekocht. Nach erneuter Abkühlung wartet man, bis die Lösung vollkommen klar geworden ist, gießt sie in die Flasche mit dem Kräuteransatz, schüttelt alles gut durch und stellt die fest verschlossene Flasche für 4 Wochen in die Nähe eines Ofens oder einer Heizung, so daß der Flascheninhalt immer eine Temperatur von etwa 22 Grad aufweist. Während dieser Zeit muß die Flasche täglich 2- bis 4mal kräftig durchgeschüttelt werden.

Nach 4 Wochen wird der Inhalt abgeseiht und der Rückstand gut ausgepreßt. Den so gewonnenen Magenbitter füllt man am besten in kleinere Flaschen ab.

Es wird stets nur 1/2 bis 1 Schnapsgläschen, 1/2 Stunde vor dem Mittagessen und 1/2 Stunde vor dem Abendessen, eingenommen.

Anwendung: Bei allen Verdauungsstörungen, bei Magenschwäche, ungenügender Magensaftproduktion, Blähungen, Appetitlosigkeit, Störungen des Gallenflusses, bei Sodbrennen, Druck und Völlegefühl, Darmträgheit und Magenbrennen.

Mandelmilch

Bei bestimmten Erkrankungen der Kinder, insbesondere der Säuglinge, spielt die Mandelmilch in der Therapie eine große Rolle. Ihre Herstellung ist sehr einfach.

Man überbrüht 300 Gramm süße Mandeln mit kochendem Wasser und zieht ihnen die braune Haut ab. Sobald die weißen Kerne wieder trocken sind, zerkleinert man sie in einer Mandelmühle. Danach werden sie in einem Mörser portionsweise klein gestoßen und verrieben, wobei man stets etwas abgekochtes und ausgekühltes Wasser hinzugibt. Die gesamte Masse wird gut verrührt und in den Kühlschrank gestellt. Nach 3 Stunden seiht man das Ganze durch ein feines Tuch. Die so gewonnene Milch kann in einer gut gereinigten Flasche bis zu 24 Stunden im Kühlschrank aufbewahrt werden.

Wer dieses Verfahren scheut, holt sich aus der Apotheke *Emulsio amygdalarum dulcium* und verdünnt diese Emulsion mit der gleichen Menge Molke.

Auch das in Reformhäusern erhältliche Mandelpüree läßt sich zusammen mit abgekochtem und abgekühltem Wasser für Mandelmilch verwenden.

Anwendung: Bei kindlichen Ekzemen, bei Durchfall und bei Infektionen der Säuglinge, die mit Ernährungsstörungen einhergehen, sowie zur Kräftigung aller Kranken oder Genesenden.

Melassekur

Für die Melassekur rührt man in 1 Glas lauwarmes Wasser

1 gehäuften Teelöffel **schwarze Melasse,**
1 gehäuften Teelöffel **Honig** und
2 Teelöffel **Apfelessig**

(alles aus dem Reformhaus) und trinkt diese Portion 3mal täglich langsam in kleinen Schlucken.
Anwendung: Bei allen Stoffwechselstörungen und ihren Folgekrankheiten, außerdem zur Unterstützung bei der Behandlung aller chronischen Krankheiten.

Menstruation

Um die Menstruation anzuregen, werden 2 gehäufte Teelöffel geriebener **Meerrettich** in 1/4 Liter **Rotwein** gegeben, kurz aufgekocht und heiß getrunken.

Möhrensirup

Aus 250 Gramm gesäuberten und zerkleinerten **Möhren** (Karotten) wird der Saft gepreßt und mit Kandiszucker zu einem Sirup eingekocht. Dann schneidet man die gleiche Menge roter **Zwiebeln** in Scheiben, bestreicht Stück für Stück mit **Honig** und legt sie übereinander in eine Schüssel. Nach 24 Stunden vermischt man den so gewonnenen Sirup mit dem Möhrensaft und bewahrt ihn im Kühlschrank auf. Davon nimmt man täglich, alle 2 Stunden, 1 Eßlöffel voll.

Anwendung: Bei Erkrankungen der Lungen und Bronchien, bei Hals- und Kehlkopfentzündungen, bei Erkältungs- und Infektionskrankheiten sowie bei Grippe.

Nervenstärkung

Die Einnahme von täglich 15 süßen **Mandeln** wirkt nervenstärkend. Auch Konzentrationsschwäche läßt sich mit Mandeln behandeln. Dafür zerkaut und ißt man 5mal täglich, im Abstand von etwa 2 Stunden, je 3 Mandelkerne.

Besonders wirksam zur Kräftigung der Nerven und zur Verbesserung des Gedächtnisses ist zusätzlich zu den Mandeln die folgende Kur:

1 Teelöffel **Apfelessig,**
1 Teelöffel **schwarze Melasse** und
1 Teelöffel gestrichen voll **Honig**

(alles aus dem Reformhaus) werden in 1 Tasse mit warmem Wasser (nicht heißer, als man trinken kann) vermischt. Diese

Menge wird 3mal am Tag sehr langsam und in kleinen Portionen etwa 6 Wochen lang getrunken.

Auch → *Zwiebelsirup* ist ein gutes Nervenmittel. Siehe auch unter → *Nervenschwäche* (Teil 1).

Oslo-Frühstück

In Norwegen erhalten alle Schulkinder eine obligatorische Mahlzeit, die als »Oslo-Frühstück« bekannt ist. Diese Speise besteht aus rohem **Karottenbrei**, der mit **Haferbrei** und **Honig** gemischt ist. Die dortigen Gesundheitsbehörden stellten fest, daß sich durch dieses Frühstück der Gesundheitszustand der Kinder erheblich verbesserte und das Auffassungsvermögen wie die Leistung des Gedächtnisses enorm gesteigert wurden. Die früher so häufig beobachtete Unterrichtsermüdung der Kinder gehört dort der Vergangenheit an.

Ringelblumensalbe

Eine in ihrer Heilwirkung unübertroffene Heilsalbe kann man aus **Ringelblumen** *(Calendula officinalis)* selbst herstellen. Nach 3 aufeinanderfolgenden sonnigen Tagen holt man sich einige dieser Pflanzen und sucht die saubersten aus. Man schneidet die Blüten, Blätter und Stengel ziemlich klein und gibt 2 Handvoll in 250 Gramm siedendes Schweineschmalz, läßt das Ganze unter ständigem Umrühren ausprasseln und nimmt es dann vom Herd. Nun bleibt alles gut zugedeckt an einem warmen Ort stehen. Nach 3 Tagen erwärmt man das Ganze wieder so lange, bis das

Fett flüssig ist, und seiht es dann durch ein Tuch. Der Inhalt des Tuches läßt sich durch Zusammendrehen gut auspressen. Die Rückstände können für Auflagen mehrfach verwendet werden. Die Salbe kühl aufbewahren. Für die Behandlung bestreicht man die kranke Stelle dick mit der Salbe, legt ein Stück Verbandmull und eine dünne Plastikfolie darüber und fixiert alles mit Binden oder Pflaster.

Anwendung: Bei Blutergüssen, Quetschungen, Zerrungen, eitrigen Wunden, krebsartigen Geschwüren, Krampfadern, Venenentzündungen, Fisteln, Frostbeulen, Geschwüren, Brustkrebs usw.

Ringelblumentinktur

2 Handvoll **Ringelblumenblüten** *(Flores Calendulae)* werden in 1 Liter Kornschnaps angesetzt. Die Flasche wird während 6 Wochen an einen warmen Ort gestellt und täglich kräftig geschüttelt. Nach dem Durchseihen und Ausdrücken des Satzes gibt man die Flüssigkeit in eine verschließbare Flasche und bewahrt sie kühl und dunkel auf. Für die Behandlung muß die Tinktur zu gleichen Teilen mit abgekochtem Wasser verdünnt werden!

Anwendung: Für Auflagen und Umschläge bei eitrigen oder sonstigen Wunden, bei bösartigen Brustgeschwüren (Brustkrebs) sowie anderen Geschwüren und Beulen, bei Quetschungen, Muskelzerrungen und bei wundgelegenen, offenen Stellen.

Salz-Kirsch-Wasser

Aus **Salz** und reinem **Kirschbranntwein** läßt sich eine Einreibung herstellen, die auf und über den Elektrolythaushalt des Körpers wirkt und bei vielen schmerzhaften Prozessen hilft. Das Salz sollte gut trocken sein und muß, falls es klumpig ist, fein zerstoßen werden. Davon gibt man 7 gestrichen volle Eßlöffel in eine saubere Flasche, füllt mit 1 Liter Kirschwasser auf und schüttelt alles etwa 1 Stunde lang durch, bis sich das Salz völlig aufgelöst hat. Nach 2 Stunden, wenn sich das Salz gesetzt hat, ist das Salz-Kirsch-Wasser gebrauchsfertig. Man reibt immer zuerst den ganzen Kopf einschließlich Gesicht, Hals, Nacken und die Stellen hinter den Ohren ein und erst danach die schmerzende Partie. Die Einreibung wird nur abends vorgenommen.

Merke: Dieses Mittel ist nur wirksam, wenn echter Kirschschnaps verwendet wird.

Anwendung: Bei allen schmerzhaften Prozessen wie zum Beispiel Rheuma, Gicht, Migräne, Seitenstechen, Verrenkungen, Herzschmerzen, Gelenkbeschwerden usw.

Sauerkraut-Apfel-Kur

Diese einfache Kur wirkt reinigend auf den Organismus. Während der Kur ißt man 3 Tage lang mindestens 500 Gramm rohes Sauerkraut und dazu 1 bis 2 Kilo rohe, ungeschälte Äpfel (aus ungespritztem Anbau). Alle anderen Speisen sind zu meiden. Getrunken werden darf frisches Wasser, naturbelassener Apfelsaft und Sauerkrautsaft. Es müssen täglich mindestens 2 1/2 bis 3 Liter Flüssigkeit zugeführt werden (Ausnahme: Herz- oder Nieren-Insuffizienz!).

Anwendung: Bei anhaltendem Unwohlsein, fortwährender Magen-Darm-Verstimmung, chronischer Aufblähung und Übelkeit, beständiger Kreislaufschwäche, chronischem Kopfschmerz und zur Darmreinigung.

Schimmelpilz

Schimmelpilz erzeugt das zu Leberkrebs führende Aflatoxin, das selbst dort, wo der Schimmel noch nicht sichtbar ist, schon vorhanden ist. Deshalb sollte man, zum Beispiel bei Brot, nicht nur den Schimmel wegschneiden, sondern stets auch die tiefere Umgebung. Der Edelschimmel beim Käse hingegen ist völlig ungefährlich.

Schwitzbad

Es ist sehr zu bedauern, daß dieses aus altem Heilschatz stammende wunderwirkende Bad so sehr in Vergessenheit geraten ist. Da es einige Umstände bereitet, scheint es nicht mehr in unsere hektische Zeit zu passen. Doch wer einmal schädliche Nebenwirkungen von Medikamenten erfahren hat oder weiß, daß weltweit rund 6 Prozent aller Krankenhauseinlieferungen durch Arzneimittelschäden erfolgen, der nimmt zur Heilung seiner Beschwerden sicher gern die Mühe eines Schwitzbades auf sich.
Man übergießt dazu 550 Gramm Heublumen (aus der Apotheke, falls vom Bauern, weniger als 1 Jahr alt) mit so viel kochendem Wasser, daß sie gut bedeckt sind, läßt sie 15 Minuten ziehen und gießt dann das Wasser ab. Die gleichen Heublumen übergießt

man nochmals mit kochendem Wasser, läßt sie 10 Minuten kochen und mischt danach den Abguß mit dem ersten Absud. In einem zweiten Topf läßt man 1 bis 1 1/2 Liter Wasser für das folgende schweißtreibende Teegemisch aufkochen:

Rp.
10,0 g **Lindenblüten** *(Flores Tiliae)*
10,0 g **Holunderblüten** *(Flores Sambuci)*
10,0 g **Kamillenblüten** *(Flores Chamomillae)*

Von diesem Gemisch überbrüht man pro Tasse 1 gehäuften Teelöffel. Der Tee muß 5 Minuten ziehen und soll etwa 10 Minuten vor dem Schwitzbad getrunken werden. Er treibt nicht nur den Schweiß, er schützt auch vor dem Kollabieren.

Nun wird der Heublumenabsud dem Badewasser (Temperatur nach Verträglichkeit bis zu 40 Grad) hinzugegeben. Bei Herzkranken darf das Badewasser nur bis unterhalb des Herzens reichen. Während des Bades trinkt man 1 Glas heißes Wasser, in das man den Saft von 1/2 Zitrone und 1 Teelöffel Honig eingerührt hat.

Das Bad sollte 20 Minuten oder länger dauern, zumindest so lange, bis reichlich Schweiß vom Kopf rinnt. Nach dem Verlassen der Wanne trocknet man sich nur oberflächlich ab, umwickelt den Körper mit einem großen Laken und einem Badetuch und legt sich in das vorgewärmte Bett. Die Handflächen, in denen Schweißzentren liegen, legt man eng an den Körper.

Im Bett ist nochmals heißes Zitronenwasser zu trinken. Je nach Verträglichkeit kann man 20 bis 60 Minuten lang schwitzen.

Nach dem Auspacken und dem Abtrocknen sollte man etwa 1/2 Stunde liegenbleiben und Flüssigkeit zuführen. Falls das Schwitzbad zur Entfettung gemacht wurde, darf nichts nachgetrunken werden.

Anwendung: Bei allen fieberhaften Infekten wie Erkältungskrankheiten, Bronchitis, Grippe, Rheuma, Gicht, Fettsucht und

Krampfzuständen sowie bei ungenügender Entgiftung des Organismus. Das Schwitzbad eignet sich nicht für geschwächte Personen!

Wacholderbeersirup

Bei der Lungentuberkulose der Kinder dürfte es wohl kaum ein besseres Heilmittel als Wacholdersirup geben.
Für die Herstellung dieses Sirups werden in 1 1/2 Liter Wasser 250 Gramm Wacholderbeeren weich gekocht, gut zerdrückt und nochmals aufgekocht (verdampfte Flüssigkeit ständig ersetzen). Danach wird alles durch ein Sieb passiert. Ist der Saft abgekühlt, rührt man so viel guten Bienenhonig ein, bis ein dickflüssiger Sirup entstanden ist. Dieser Sirup wird in gut gereinigten und verschließbaren Gläsern oder Flaschen im Kühlschrank aufbewahrt. Kinder erhalten davon 3mal täglich, 1 Stunde vor den Hauptmahlzeiten, je 1 Teelöffel voll, Erwachsene müssen 3mal 2 Teelöffel einnehmen.
Anwendung: Bei Lungentuberkulose, infektiösen Lungenleiden, schwerer Bronchitis und Bronchialkatarrh.

Wadenwickel

Wadenwickel haben vielseitige Wirkungen. Meist aber werden sie nur zur Senkung hohen Fiebers, besonders bei fiebrigen Kindern, angewandt, wo sie allerdings schnell und zuverlässig wirken. Zum Tränken der Tücher wird nur Wasser oder ein Gemisch aus Wasser und Obstessig oder Wasser und Heublu-

210

menabsud verwendet. Pro Bein sind stets 3 Tücher nötig, und zwar ein grobes Leinentuch als nasser Wickel, ein etwas größeres, feines Leinentuch als trockener Wickel und darüber noch ein größeres Wolltuch.

Wickel jeder Art sollten stets im Bett gemacht und die Kranken, auch nach dem Abwickeln, gut zugedeckt werden.

Anwendung: Kalte Wadenwickel werden angelegt bei Fieber, bei allen (auch chronischen) Erkrankungen der Atemwege, bei Blutfülle im Kopf, bei Halserkrankungen sowie bei Entzündungen der Lymphgefäße und der Venen. Auch als Schlafmittel haben sich kalte Wadenwickel bewährt.

Heiße Wadenwickel kommen nur bei Ischiasschmerzen und Wadenkrämpfen zur Anwendung.

Weizenschleimkur

Eine viel zuwenig bekannte und in ihrer Heilwirkung unvergleichliche therapeutische Maßnahme ist die Weizenschleimkur. Je nach Größe und Gewicht des Kranken werden täglich 1/2 bis 1 Kilogramm rohe, aber gewaschene Weizenkörner 3 bis 3 1/2 Stunden in Wasser gekocht. Dabei ist ständig umzurühren und die verdampfte Flüssigkeit zu ersetzen. Hat sich ein dickflüssiger Brei gebildet, passiert man alles durch ein feines Sieb, um die Schalen auszusondern. Von diesem Schleim werden pro Tag 4 Teller gegessen. Der Schleim kann mit Traubenzucker bestreut werden.

Andere Speisen sind während der Kur verboten und auch nicht nötig, da diese Diät nicht schwächt. Nur etwas weiches Obstkompott ist zusätzlich erlaubt. An Getränken dürfen, je nach Indikation, folgende Tees genossen werden:

Magen-Darm-Tee (Infirmarius-Rovit),
Rheuma-Gicht-Tee (Infirmarius-Rovit),
Blasen-Nieren-Tee Uroflux (Nattermann),
Haut- und Blutreinigungstee (Infirmarius-Rovit),
Leber-Galle-Tee (siehe Teil 4),
Kopfschmerz- und Migränetee (siehe Teil 4),
Spezies Sklero-Diabeticum (Infirmarius-Rovit).

Der Tee ist ungesüßt zu trinken. Eine Kur dauert je nach Alter des Patienten und nach Stadium der Krankheit 5 bis 20 Tage.
Die medikamentöse Behandlung soll während der Kur unterbrochen und erst nach deren Beendigung fortgesetzt werden. Außerdem ist es ratsam, nur homöopathische oder biologische Medikamente zu verwenden.
Anwendung: Bei allen Schleimhauterkrankungen des Magen-Darm-Traktes, zur Leberentlastung und -entgiftung, zur Nierenentgiftung, zur Blut- und Hautreinigung, bei Rheuma, Gicht und Arteriosklerose, zur Darm- und Körperentschlackung, bei chronischem Kopfschmerz sowie zur Gesamtumstimmung des Organismus.

Wermuttinktur

Ein vorzügliches Magenmittel läßt sich zubereiten aus:

Rp.
12,0 g **Wermutkraut** *(Herba Absinthii)*
 5,0 g **Enzianwurzel** *(Radix Gentianae)*
 5,0 g **Kalmuswurzel** *(Rhizoma Calami)*
 5,0 g **Orangenschalen**

Diese gut zerkleinerten Zutaten werden in 250 Gramm Weingeist angesetzt und in einer gut verschlossenen Flasche an einen warmen Platz gestellt. Die Flasche muß mehrmals täglich geschüttelt werden. Nach 10 Tagen wird die fertige Tinktur abgeseiht und an einem kühlen Platz gut verschlossen aufbewahrt.

Davon nimmt man 3mal täglich, 1/2 Stunde vor dem Essen, 15 Tropfen der Tinktur in 15 Tropfen Wasser.

Anwendung: Bei allen Magenbeschwerden und bei Appetitlosigkeit.

Zitronensirup

1 gut gewaschene **Zitrone** (mit Schale) wird auf kleinem Feuer 10 Minuten lang gekocht. Nach Abkühlung wird sie in 2 Hälften geteilt und mit einer Zitronenpresse gut ausgedrückt. Den Saft gibt man in 1 Trinkglas und fügt 30 Gramm (2 Eßlöffel) **Glyzerin** hinzu. Nachdem beides gut vermischt wurde, füllt man das Glas mit **Honig** auf und verrührt alles gut. Vor jedem Gebrauch muß der Sirup umgerührt werden.

Bei Hustenanfällen am Tag genügt meist 1 Teelöffel voll. Wird man nachts vom Reizhusten geplagt, nimmt man je 1 Teelöffel vor dem Schlafengehen und in der Nacht. Tritt der Husten in einer schweren Form auf, wird morgens nüchtern, am Vormittag, nach dem Mittagessen, am Nachmittag, 1 Stunde nach dem Abendessen sowie kurz vor dem Schlafengehen je 1 Teelöffel eingenommen. Nach Besserung reduziert man auf 1/2 Teelöffel. Bei starker Verschleimung und bei schmerzenden Bronchien wendet man statt dessen oder zusätzlich → *Zwiebelsirup* an.

Anwendung: Bei Hustenreiz und quälenden Hustenanfällen, die tagsüber die Ruhe oder nachts den Schlaf stören.

Zwiebelkur

Die Kenntnis von der stark entwässernden Wirkung der Zwiebel ist uralt. Die Zwiebelkur hilft auch dann noch, wenn alle anderen Medikamente versagen. Für die Kur bereitet man aus 15 mittelgroßen **Zwiebeln** einen Salat mit etwas **Öl**, **Sahne** und **Zitrone** zu oder mischt die zerkleinerten Zwiebeln mit entsprechend viel **Honig**. Diesen Salat ißt man über den Tag verteilt. Die Kur wird täglich und so lange durchgeführt, bis sich der Erfolg einstellt. Sie schadet auch dann nicht, wenn man sie wochenlang macht.
Anwendung: Bei Ödemen und Wasseransammlungen in den Beinen, im Bauch, im Herzbeutel, in der Leber oder anderswo.

Zwiebelsirup

Kein Mittel hat bei Erkrankungen der Bronchien diese überragende Heilkraft wie der selbst zubereitete Zwiebelsirup.
Für den Sirup schält man 5 große (möglichst rote) **Zwiebeln**, schneidet sie in Scheiben und setzt sie mit etwa 8 Eßlöffel gutem, aber kristallisiertem **Honig** in einer Schüssel an. Unter häufigerem Umrühren bleibt alles 20 bis 24 Stunden stehen. Den entstandenen Sirup gießt man in eine gut gereinigte Flasche und bewahrt sie verschlossen im Kühlschrank auf. Im Krankheitsfall nimmt man 3mal täglich bis stündlich 1 Eßlöffel unverdünnt.
Anwendung: Bei allen Erkrankungen der Bronchien wie Bronchitis, Husten und starke Verschleimung, bei schmerzhaftem Husten und bei vermindertem oder erschwertem Auswurf. Regelmäßiger Genuß des Zwiebelsirups kräftigt auch die Potenz.

Zwiebelweingeist

Man schneidet 600 Gramm geschälte **Zwiebeln** klein, quetscht sie zu Brei und reibt sie durch ein Sieb. Dann gibt man 100 Gramm echten **Bienenhonig** und 600 Gramm guten **Weißwein** hinzu, vermischt alles gut und bewahrt es in einer verschlossenen Flasche kühl und dunkel auf.

Bei akuter Erkältung nimmt man stündlich, nach Besserung 3mal täglich 1 Eßlöffel. Bei Wassersucht muß man täglich 100 Gramm, in schweren und bedrohlichen Fällen 200 Gramm löffelweise einnehmen.

Anwendung: Bei Erkältung, Schnupfen, Husten, Bronchitis, Grippegefahr und bei Wassersucht.

Teil 3

Wissenswertes über Akupressur, Eigenblutbehandlung, Enzyme und Vitamine

Akupressur

In der chinesischen Medizin spielt die Akupressur seit 2000 Jahren als Teil uralter Volksheilkunde eine gewichtige Rolle. Dem legendären Gelben Kaiser, Huang-ti, der etwa 2600 Jahre vor Christi gelebt haben soll, wird die Erfindung der Akupunktur (*acus* = »Nadel«, *punctura* = »Stechen, Stich«) zugeschrieben, die zur Grundlage der Akupressur wurde. Obwohl heute noch niemand genau weiß, welche Vorgänge im menschlichen Körper durch das Pressen oder Beklopfen diverser Punkte ablaufen, hat sich diese unproblematische und effektive Heilmethode auch schon bei uns durchgesetzt.

Im Vordergrund aller Selbstbehandlungen steht seit jeher die Befreiung von Schmerzen, und Akupressur ist dafür ganz sicher besser geeignet als jede Schmerztablette. Doch sollte bedacht werden, daß das Akupressieren nur den Schmerz beseitigt und nicht dessen Ursache, die möglicherweise schwerwiegender Natur sein kann. Lange anhaltende oder immer wiederkehrende Schmerzen müssen als Alarmzeichen des Körpers gewertet werden und sollten die Aufforderung für einen Arztbesuch sein.

Die Akupressur soll also nicht den Arzt ersetzen, aber sie kann ohne Arzt, ganz gleich, wann und wo, sehr schnell viele Beschwerden, die durch Fehlfunktion von Organen oder Nerven ausgelöst werden, lindern oder gar heilen. Gebraucht werden dazu keine Instrumente, Spritzen oder Pillen, gebraucht werden nur die Finger. Diese Methode ist völlig schmerzfrei und ungefährlich und kann nach etwas Übung von jedem Menschen überall zu seinem Wohlbefinden angewandt werden.

Die Anwendung ist sehr einfach. Man ertastet den gewünschten Punkt, der bei Druck etwas schmerzempfindlicher ist als seine Umgebung. Mit der Kuppe von Daumen oder Mittelfinger wird dann leicht bis fest darauf gedrückt. Leicht für alte, schwache oder herzkranke Menschen, fest für sonst gesunde, kräftige Menschen. Der Druck soll vibrierend und leicht kreisend sein und etwa 7 Sekunden dauern. Auch leichtes Klopfen mit der Fingerspitze über etwa 2 Minuten führt zum Erfolg. Die stärkste Anwendung ist die Punktmassage mit dem Fingernagel, die nur kurz erfolgen und nicht von Menschen in schlechter Verfassung angewendet werden soll. Alle Anwendungen werden regelmäßig, etwa 4mal am Tage, wiederholt, aber sie sollen in absoluter Ruhe und Entspannung und mit kurzgeschnittenen Fingernägeln durchgeführt werden. Wenden Sie niemals allzuviel Kraft an, und hören Sie auf, wenn an den Druckstellen die Schmerzen stärker werden. Die Behandlungszeit von 7 bis 10 Sekunden kontrolliert man am besten, indem man laut von 1 bis 10 zählt. Nach jeder Akupressur sollte man noch für einige Minuten versuchen, sich zu entspannen. Die folgenden Punkte zur Selbstbehandlung sind nur eine kleine Auswahl aus der breiten Palette der Akupressur-Therapie. Wer mehr darüber wissen möchte, sollte sich eines der im Literaturnachweis empfohlenen Bücher anschaffen.

Allergie-Punkte

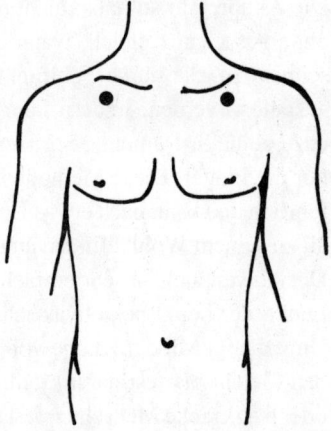

Rechts und links des Brustbeins, unter den Halsgruben, erstrecken sich die Schlüsselbeine hin zu den Schultergelenken.
In der Mitte des rechten und des linken Schlüsselbeins, einen Fingerbreit tiefer, liegen diese beiden Allergiepunkte, die mehrmals täglich etwa 15 Sekunden lang pulsierend gedrückt oder leicht massiert werden müssen.

Diese Punkte sind bedeutend für alle allergischen Zustände wie Pollenallergie und Heuschnupfen, Hautjucken, asthmatische Beschwerden, Hausstaub-, Tierhaar-, Federn- und Nahrungsmittel-Allergien.

Vorteilhaft ist, diese Akupressurbehandlung mit

(H) **Galphimia D 4, Dil.** (DHU)

zu kombinieren. Davon werden 3- bis 5mal täglich 10 Tropfen auf die Zunge geträufelt und lange im Mund behalten. Von Speisen und Getränken ist eine halbe Stunde Abstand zu halten.

Bluthochdruck

Auch hoher Blutdruck läßt sich mit der Akupressur wieder in normale Werte drücken.

Man beginnt am linken Ohr und drückt mit einem Fingernagel leicht oberhalb des Ohrläppchens dort, wo die Einbuchtung des Knorpelrandes ist, direkt auf den Knorpel. Danach folgt der Punkt in der Einbuchtung unterhalb der Kniescheibe, diesmal mit

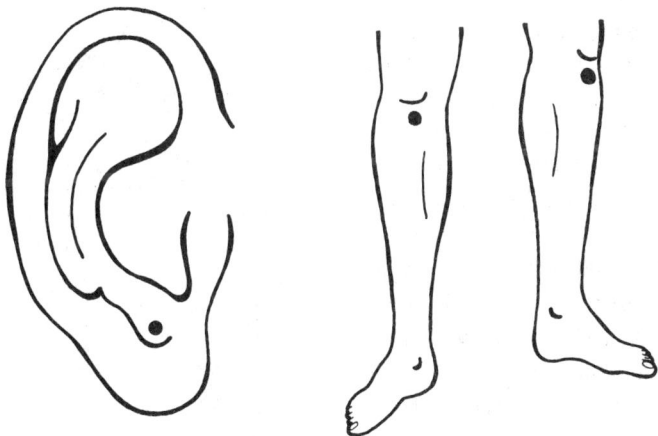

der Finger- oder Daumenkuppe. Dann drückt man zwischen Daumen und Zeigefinger den Mittelfinger der linken Hand etwa 7 Sekunden lang und zieht anschließend daran. Das gleiche wird dann auf der rechten Seite – alles mehrmals täglich – wiederholt.

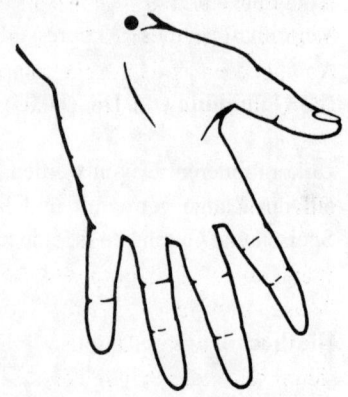

Auch an der Hand läßt sich der Blutdruck behandeln. In der äußeren Furche des Handgelenks liegt der Punkt unmittelbar unter der letzten Rundung des Daumenballens. Hier sollte nur leicht massiert oder mit einer Fingerkuppe geklopft werden.

Kopfschmerzen

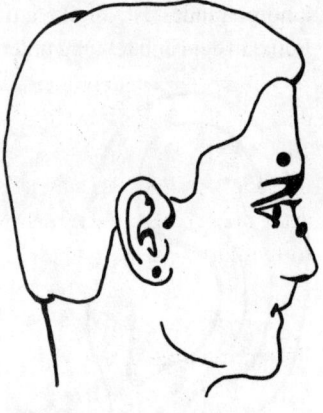

Am einfachsten ist es, schon bei Beginn der Kopfschmerzen die Stelle, an der sich der Schmerz konzentriert, dort, wo er am stärksten auftritt, zu akupressieren. Man sucht dazu zunächst die am meisten druckempfindliche Stelle und drückt oder massiert dort recht kräftig. Der nächste Schmerzpunkt am Ohrläppchen ist leicht zu finden und zu behandeln. Er liegt in der Mitte beider Ohrläppchen, die beide gleichzeitig zwischen Daumen und Zeigefinger fest gedrückt werden.

Auch zwei Fingerbreit über der Mitte der Augenbrauen findet man etwas schmerzempfindliche Punkte, die beide für eine Minute gedrückt werden. Danach folgt ein leichtes Pressen des Nasenrückens, und zwar in der Mitte, wo beim Tasten ein leichter Schmerz zu spüren ist.

Abschließend wird mit dem Daumen der rechten Hand die Schlagader (Puls) am linken Handgelenk unter leichtem Druck massiert.

Ohrensausen

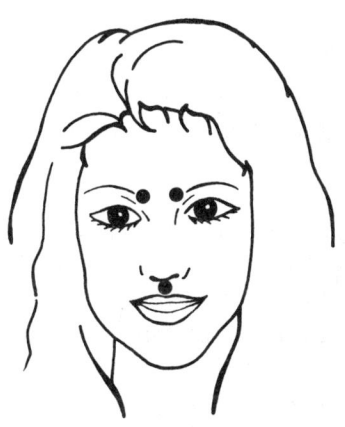

Wenn keine Medizin dieses lästige Empfinden vertreiben kann, wird das Akupressieren folgender Punkte helfen: Zunächst wird über der Oberlippe, unmittelbar unter der Nase, sieben Sekunden lang fest gedrückt. Danach folgt ein mittelstarkes Pressen am Ende der Nasenwurzel neben den Augenbrauen, und zwar beide Punkte gleichzeitig. Dies wird – wie bei jeder Akupressur – mehrmals täglich wiederholt und sollte auch noch einige Zeit nach Verschwinden des Ohrensausens fortgeführt werden.

Potenzstörungen

Es ist sicher kein Zufall, daß viele Chinesen bis ins hohe Alter sexuell aktiv und zeugungsfähig sind.

Doch das können Sie auch erreichen; manchmal stellt sich der

Erfolg schon nach Tagen, zuweilen aber auch erst nach einigen Wochen ein.

Die Behandlung beginnt jeden Morgen vor dem Aufstehen mit mäßig starkem Druck und leichter Massage am Hinterkopf in der Vertiefung an der Schädelbasis etwa 7 Sekunden lang. Dann wird 5- bis 8mal hintereinander mit dem Daumen kräftig gegen die äußeren Knöchel an beiden Füßen gedrückt. Danach ergreift man mit Daumen und Zeigefinger die Großzehe an beiden Füßen und schüttelt mehrmals kräftig daran. Abschließend wird auf beiden Handrücken im Ende des Winkels zwischen kleinem und Ringfinger etwa eine Minute lang vibrierend massiert. Dies alles wiederholt man, sooft man Zeit hat.

Schlaflosigkeit

Greifen Sie nicht sofort zu Tabletten, wenn sich der Schlaf nicht einstellen will. Versuchen Sie es erst einmal mit dieser harmlosen Methode. Entspannen Sie sich, und pressen Sie etwa eine Minute lang nacheinander alle Fingerspitzen durch Drücken gegen die Daumen. Der Druck sollte fest und massierend sein.

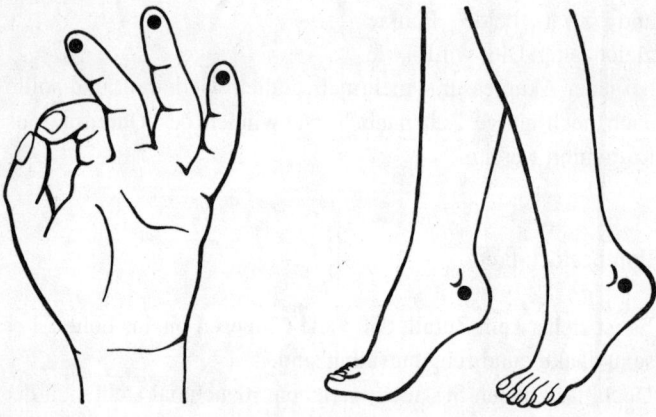

Danach wird mit Daumen und Zeigefinger unter dem äußeren wie auch inneren Fußknöchel fest und vibrierend gedrückt. Am wirksamsten ist es, gleichzeitig an beiden Füßen zu akupressieren und alle Übungen fünf bis zehn Minuten lang zu wiederholen.

Schmerzpunkte

Am wichtigsten sind die vier Punkte an den Beinen. Eine Handbreit über den äußeren Knöcheln spürt man die unter wenig Haut- und Muskelgewebe liegenden Knochen und läßt dann die suchenden Finger ein wenig nach rückwärts in die Vertiefung zwischen Knochen und Muskelstrang gleiten. Bei stärkerem Tasten erkennt man den Punkt am leichten Schmerz. Die beiden anderen Punkte liegen in der Mulde zwischen den äußeren Knöcheln und den Fersen. Alle vier Punkte werden an beiden Beinen mehrmals täglich mittelstark gedrückt und dann eine Minute leicht kreisend massiert.

Chronische Schmerzen (unbedingt den Arzt aufsuchen) lindert man durch Druckmassage auf den Punkt, der drei Fingerbreit unter dem Knöchel des kleinen Fingers liegt.

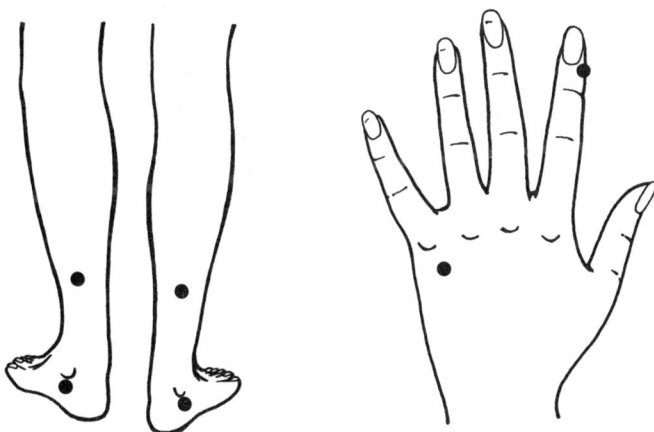

Bei Zahnschmerzen wird der Daumennagel der einen Hand fest gegen das Nagelbett des Zeigefingers an der anderen Hand gedrückt.

Enzyme

Biologische Wundermittel, die dem Körper in jeder Situation helfen, ohne die im Organismus alles zum Stillstand kommt, sind Enzyme. Sie steuern – neben den Hormonen – alle lebenserhaltenden Vorgänge im Körper, in dem ständig millionenfache chemische Umwandlungsprozesse ablaufen. Fallen die Enzymproduzenten im Körper oder die Zufuhr aus oder ist der Bedarf durch äußere Einflüsse zu groß, gibt es tiefgreifende Störungen im Stoffwechsel. Ohne sie wäre unser Organismus nicht in der Lage, unsere Speisen und Getränke in jene Bausteine umzuwandeln, die die verschiedenen Organe und Zellen zum Leben brauchen. Wir müßten verhungern. Ohne Enzyme könnte der Körper Schlacken, Nahrungs- und Umweltgifte und Krankheitserreger nicht unschädlich machen, Wunden und Entzündungen nicht heilen.

Es gibt viele Enzyme, aber alle wirken stets gemeinsam, und weil sie auch altern, müssen sie unentwegt vom Körper neu hergestellt oder ihm zugeführt werden. Denn nur das Vorhandensein von Enzymen in ausreichender Menge macht Leben und Gesundheit möglich, macht es möglich, daß der Körper die pausenlosen Angriffe von Bakterien und Viren, die Schädigungen und Belastungen durch Umwelt- und Stoffwechselgifte überlebt. Die körpereigenen Abwehrkräfte unseres Immunsystems sind von der einwandfreien Funktion der Enzyme abhängig, und bei Krankheiten und Entzündungen ist der Bedarf an Enzymen größer, als der Organismus sie herstellen kann, besonders bei alten und geschwächten Menschen. Je älter ein Mensch wird, um so wichtiger ist für ihn die Zufuhr von Enzymen mit der Nahrung oder mit Enzympräparaten.

Mit vielen Nahrungsmitteln läßt sich ein Ausgleich schaffen. Es ist bekannt, daß z. B. die Enzyme der Ananas wichtig für die Verdauung, die der Papaya für die Haut und die der Brombeere für das Gehör sind. Salat-Enzyme wirken positiv auf die Blutbildung, und die des Apfels schützen vor Herzinfarkt und vor Grippe. Die *frische* Feige aber enthält mehr Enzyme als alle genannten Früchte zusammen.

Da Obst und Gemüse nicht zu jeder Jahreszeit erhältlich sind, kann man im Bedarfsfall auf Enzympräparate zurückgreifen, die durch Enzymkombinationen weitaus vielseitiger wirksam, immer zur Hand und bequem einzunehmen sind. Ein tausendfach bewährtes Präparat ist (B) **Wobenzym-N-Drg.** (Mucos GmbH), dessen wichtigste Anwendungsgebiete folgende sind:

– Venenentzündungen und Thrombosen, alle Entzündungen im Hals-, Nasen- und Ohrenbereich,
– alle Entzündungen der Atmungsorgane,
– der Verdauungsorgane,
– der Haut,
– der Harn- und Geschlechtsorgane,
– weiterhin Verbrennungen, Wunden, Beingeschwüre, Ödeme und andere Erkrankungen durch Bakterien, Viren wie Herpes labialis und Herpes zoster.

Darüber hinaus verzögert Wobenzym-N das Altern, macht verstopfte Blutbahnen durchgängiger und die Beine leichter, hilft zusätzlich bei der Krebsbehandlung, beim Herzinfarkt und bei Allergien. Auch Herz- und Kreislauferkrankungen, Magenbeschwerden, Blutergüsse, Schwellungen, Leberstörungen und Streßfolgen sowie Mumps, Masern und Wetterfühligkeit sind Indikationen für die Enzymtherapie.

Gegenanzeigen für eine Behandlung mit Wobenzym-N sind Gerinnungsstörungen des Blutes (z. B. Bluterkrankheit) und schwere Leberschäden.
Vor Operationen sollte der behandelnde Arzt befragt werden. Ansonsten ist die Enzymtherapie wie auch Wobenzym-N gut verträglich und frei von Nebenwirkungen.

Die Eigenblutbehandlung

Die Therapie mit Eigenblut ist keine Entdeckung der Neuzeit, sondern eine Überlieferung aus dem Altertum und schon zu Beginn unseres Jahrhunderts eine wichtige und viel angewandte Behandlungsmethode gewesen.
Wissenschaftliche Erklärungen über die Wirkungsweise gibt es aber auch heute noch nicht, und das Wissen um Anwendung und Erfolg beruht allein auf Erfahrung. Deshalb sollte diese Behandlung auch nur von Ärzten oder Heilpraktikern, die mit dieser Methode vertraut sind, durchgeführt werden.
Als Behandlungsschema kann folgende Richtlinie gelten:
Das Blut wird aus einer Armvene entnommen und sofort auf der anderen Körperseite in den Gesäßmuskel reinjiziert, und zwar

am 1. u. 2. Tag je	0,5 ml	i. m.,
am 5. Tag	1,0 ml	
am 10. Tag	3,0 ml,	
am 15. Tag	5,0 ml,	
am 22. Tag	7,0 ml,	
am 27. Tag	10,0 ml,	

danach noch etwa 3- bis 5mal alle 10 Tage 10,0 ml. Bei Allergikern oder vegetativ stigmatisierten Personen, bei denen Reaktionen zu erwarten sind, sollten die ersten beiden Injektionen intrakutan (in die Haut) gegeben werden und dann nochmals mit der gleichen Menge die intramuskuläre Behandlung begonnen werden. Auftretende Reaktionen können bis zu 4 Tage anhalten, in denen die Therapie auszusetzen ist. Eventuell auftretende Nebenwirkungen wie leichtes Schwitzen oder geringer Temperaturanstieg sind aber bedeutungslos gegenüber der einfachen, unschädlichen und erfolgreichen Methode, die als Umstimmungstherapie wieder sehr an Bedeutung gewonnen hat.

Die wichtigsten Indikationen für die Eigenblutbehandlung sind

– Allergien,
– Hautkrankheiten,
– der rheumatische Formenkreis,
– Stoffwechselkrankheiten,
– Hypertonie,
– Akne,
– alle verschleppten Infektionskrankheiten.

Bei zu hohem Blutdruck sind ab dem 27. Tag – ebenfalls in 10tägigem Abstand – 20 bis 40 ml Eigenblut, verteilt in beide Gesäßmuskel, nötig.

Wissenswertes über Vitamine

Vitamine, Mineralien und Spurenelemente steuern Stoffwechselvorgänge und spielen als Bestandteil von Enzymen am Zellaufbau, an der Hormonbildung und bei der Energiegewinnung eine wichtige Rolle.

Äußere und innere Belastungen wie körperliche Anstrengungen, Schwangerschaft und Ernährung, Wachstum und Krankheiten führen zu unterschiedlichem Bedarf an Vitaminen, der bei älteren Menschen besonders groß ist. Durch eine vernünftige Ernährung mit reichlich Obst, Gemüse und Vollkorn kann dieser Bedarf gedeckt werden.

Wasserlösliche Vitamine (B_1, B_2, B_6, B_{12}, Folsäure, Biotin, Niacin, Pantothensäure und Vitamin C) müssen allerdings immer wieder zugeführt werden, weil der Körper sie nicht speichern kann. Dagegen sind die Vitamine A, D, E und K fettlöslich und können auf Vorrat deponiert werden. Das Vitamin K, das in Früchten und Gemüse enthalten ist, wird auch von der biologischen Darmflora produziert, so daß Mangelerscheinungen selten sind. Anders ist es mit dem Vitamin D, das vorwiegend durch den Einfluß der Sonnenstrahlen produziert wird.

Nachfolgend eine kurze Zusammenfassung über das Wesentliche dieser Lebensstoffe.

Abkürzungen: I. E. = Internationale Einheit; mg = Milligramm = 1/1000 Gramm.

Die wichtigsten Vitamine
Angegeben ist immer der Tagesbedarf

Vitamin A (Retinol)
(fettlöslich)

Wichtig für Augen, Haut und Schleimhäute, Wachstum und Fortpflanzung.

Bedarf: 3000 bis 8000 (Schwangere) I. E. (= ca. 1,0 bis 2,7 mg). Vorkommen in vielen Obst- und Gemüsesorten, besonders in Karotten, Aprikosen, Paprika, Weizenkeimen, Apfelsinen, ferner in Leber, Milch, Butter und Käse. Wird nur mit Fett in der Nahrung resorbiert.

Vitamin B₁ (Thiamin)

(wasserlöslich)

Wichtig für den Abbau der Kohlenhydrate und für das Nervengewebe.

Bedarf: 1,4 bis 1,8 mg, bei großem Verzehr von Süßigkeiten wird der Bedarf größer.

Vorkommen in Äpfeln, Bananen, Pfirsichen, Pflaumen, Sojabohnen, Getreide, weißen Bohnen, Reis und Milchprodukten.

Vitamin B₂ (Riboflavin)

(wasserlöslich)

Wichtig für Augen, Haut und Schleimhäute, Nägel, Wachstum Schwangerschaft und viele Stoffwechselvorgänge.

Bedarf: 2,0 mg, Schwangere und Stillende 2,5 mg.

Vorkommen in Getreide, Rinds- und Schweineleber, Milchprodukten, Hühnerei, Sojabohnen, Thunfisch und Heringen.

Vitamin B₆ (Pyridoxin)

(wasserlöslich)

Wichtig bei neurologischen Erkrankungen, bei Krämpfen, Schuppenbildung der Haut, bei Schwangerschaftserbrechen und für die Blutbildung.

Bedarf: Erwachsene 80 bis 120 mg, Schwangere und Stillende bis 200 mg.

Vorkommen in Dorschleber und -rogen, in Rindfleisch, Hühnerei, Sojabohnen, grünen Bohnen, getrockneten Erbsen, Bananen, Getreide und Reis.

Vitamin B₁₂ (Cobalamin)

(wasserlöslich)

Wichtig für den Stoffwechsel des Nervensystems, für die Bildung der roten Blutkörperchen, bei Neuralgien, mangelnder Konzentrationsfähigkeit, Müdigkeit, Hautleiden wie Akne und Rosacea.

Bedarf: 3 bis 7 Mikrogramm.
Vorkommen in Rinds- und Schweineleber, in Eiern, Schellfisch und Heringen sowie in Milchprodukten.

Nicotinamid (Vitamin PP)
(wasserlöslich)
Wichtig für Auf- und Abbau von Kohlenhydraten, Fett und Eiweiß und für die Magen-Salzsäurebildung, für Nervensystem und Darmtrakt sowie als Leberschutzstoff.
Bedarf: 10 bis 20 mg.
Vorkommen in Reis, Kleie, Obst, Hefe, Milch, Getreide und in Rindsleber.

Pantothensäure
(wasserlöslich)
Wichtig bei akuten und chronischen Entzündungszuständen des Magen-Darm-Kanals sowie der Mundschleimhaut und der Atemwege, bei Heuschnupfen und zur Heilung von Brand-, Schürf- und infizierten Wunden.
Bedarf: ca. 10 mg.
Vorkommen in Früchten und Körnerfrüchten, in grünem Gemüse, Hefe und tierischen Organen, in Muskelfleisch, weißen Bohnen, frischen Erbsen, Sojabohnen, Champignons, Tomaten, Weißkohl, Hasel- und Walnüssen.

Biotin (Vitamin H)
(wasserlöslich)
Wichtig für die Haut und Schleimhäute, Nägel und für den Appetit, ist am Auf- und Abbau von Fettsäuren und anderen Stoffwechselvorgängen beteiligt.
Bedarf: ca. 0,3 mg, genau nicht bekannt, da Biotin fast ausreichend durch eine gesunde Darmflora produziert wird.
Vorkommen in tierischen Organen, Eigelb, Blattgemüsen, Hefe, Sojabohnen, Reis und Kleie.

Folsäure (Vitamin B$_c$)
(wasserlöslich)
Wichtig in Kombination mit Vitamin B$_{12}$ bei Schwangerschafts-
und Infektionsanämien, bei Veränderungen des Blutbildes und
für den Aufbau von Zellkerneiweiß.
Bedarf: ca. 0,4, bis 1 mg, genau nicht bekannt, da das Vitamin
auch von der Darmflora produziert wird.
Vorkommen in Kalbsleber und -fleisch, in Grünkohl, grünen
Bohnen, Spinat, Weizen, Tomaten und Karotten.

Vitamin C (Ascorbinsäure)
(wasserlöslich)
Wichtig für die Aktivierung des Infektabwehrsystems, für Bil-
dung des Stütz- und Bindegewebes (Bänder, Knorpel und Kno-
chen), für die Eisenresorption und Wundheilung sowie für den
Aufbau von Hormonen und zur Gewebeabdichtung.
Bedarf: 100 mg, bei Infekten 300 bis 500 mg, Raucher 500 mg.
Vorkommen in Kiwi, Sanddorn, Zitronen, Apfelsinen, Paprika,
Hagebutten, Gemüse, Salat, schwarzen Johannisbeeren, Petersi-
lie und in geringen Mengen in tierischen Organen.

Vitamin D (Calciferol)
(fettlöslich)
Wichtig für das Wachstum, fördert die Resorption von Calcium
aus dem Darm und ist am Einbau der Calciumsalze in das
Knochengewebe beteiligt, besonders wichtig für Kleinkinder
und ältere Leute, denen – in Absprache mit dem Arzt – Vitamin
D zugeführt werden sollte. Besonders bei Osteoporose und Frak-
turen erforderlich.
Bedarf: Der Tagesbedarf ist zwischen Sommer und Winter un-
terschiedlich, weil dieses Vitamin durch die Strahlen der Sonne
in der Haut gebildet wird. Erwachsene benötigen etwa 2,5 Mikrogramm, Kleinkinder, Schwangere und alte Menschen 10 Mikrogramm.

Vorkommen in Lebertran, besonders reichlich im Thunfisch-Lebertran, ansonsten in Fisch und als Provitamin in Kuhmilch, Butter, Kohl, Eigelb und Weizenkeimöl.

Vitamin E (Tocopherol)
(fettlöslich)
Wichtig als Schutzfaktor für die Leber, für die Membran der roten Blutkörperchen, für Vitamin A und die Enzyme; ist ferner wichtig als Oxydationsschutz für Hormone und Fermente, für diverse Stoffwechselabläufe und für hochungesättigte Fettsäuren.

Bedarf: Erwachsene ca. 15 mg, Kleinstkinder etwa 5 mg, Stillende 20 mg, zur Therapie bei Herz- und Kreislaufstörungen 500 mg, bei Rheuma, Muskel- oder Bindegewebserkrankungen 300 mg, gegen Gefäßverkalkungen etwa 400 mg.

Vorkommen in Getreidesamen und -keimen, in Ölen von Roggen, Gerste, Weizen, Mais, Sojabohnen und in Lebertran.

Vitamin K (Koagulationsvitamin)
(fettlöslich)
Wichtig vor allem zur Vermeidung von Blutungen. Bei Einnahme von Sulfonamiden oder Antibiotika kommt es zur Schädigung der normalen Darmflora, die dieses Vitamin produziert. Dadurch kann es, wie auch nach Antikoagulantien, zu Blutungen kommen.

Bedarf: Erwachsene ca. 1 mg; bei Blutungen nach Anweisung des Arztes.

Vorkommen in grünem Gemüse, Kartoffeln, Tomaten, Erdbeeren, Hagebutten und in Pflanzenölen.

Teil 4

Teerezepte

Alle Wiesen und Matten,
alle Täler und Höhen
sind Apotheken.

Paracelsus

Überzeugt vom Wert der Heilpflanzen, die ich selbst sehr oft anwandte und verordnete und die auch heute noch in meinem Leben eine große Rolle spielen, möchte ich hier auf einige bewährte Teerezepturen eingehen.

Es ist bedauerlich, daß der Gebrauch der Heilpflanzen so sehr vernachlässigt wurde und sie allmählich in Vergessenheit gerieten. Kräuter, wie sie uns die Natur liefert, oder deren Säfte können in ihrer Zusammensetzung und Reinheit und in ihrer Wirkung niemals von den Produkten der modernen chemischen Fabriken überboten oder in ihrer Unschädlichkeit nachgeahmt werden.

Es sollen hier keinesfalls der Wert und die Notwendigkeit der Chemotherapeutika bestritten werden, doch sollte ihr Gebrauch auf das notwendige Minimum begrenzt bleiben. Dort, wo mit natürlichen Mitteln geholfen werden kann, sollte der Körper nicht mit chemischen Stoffen belastet werden. Der Herrgott läßt auf jedem Stückchen Erde eine Vielfalt von Kräutern wachsen, so daß für jedes Weh Hilfe gefunden werden könnte, würde man sich bemühen, Gottes großen Arzneigarten besser kennenzulernen. Während noch gegen Ende des vergangenen Jahrhunderts die Arznei- und Heilkräuter einen wesentlichen Bestandteil der ärztlichen Heilkunst ausmachten, sind in unserer Zeit der Griff zur Spritze und die Verordnung von Pillen zur Routine geworden. Wenn man aber bedenkt, daß heute 30 Prozent der gesamten zivilisierten Bevölkerung chronisch krank sind und daß etwa 6 Prozent aller in ein Krankenhaus eingelieferten Patienten durch Arzneimittelnebenwirkungen erkrankten oder durch Arzneimittelschäden leidend wurden, so muß sich doch der Gedanke aufdrängen, daß in der Medizin ein falscher Weg eingeschlagen worden ist. Dieser Irrweg der Medizin führte aber nicht erst in unseren Jahren zu akuten Problemen. Schon Goethe ließ Faust sagen:

»So haben wir mit höllischen Latwergen
In diesen Tälern, diesen Bergen,
Weit schlimmer als die Pest getobt.«

(Das Wort »Latwerge« bedeutete damals »Arznei«.)
Mit den in Vergessenheit geratenen Heilpflanzen ging natürlich
auch das Wissen über ihre Bedeutung, ihre richtige Zubereitung
und Anwendung verloren. Deshalb bleibt es heute oftmals dem
Patienten überlassen, zu erraten, wie dieses oder jenes Kraut zu
einem Tee bereitet, angewandt oder dosiert wird.

Die richtige Teeanwendung beginnt mit der Zusammenstellung
der Drogen nach einem Rezept. Um Verwechslungen, Irrtümer
und Fehlanfertigungen zu vermeiden, ist es ratsam, bei Bestel-
lung einer hier angegebenen Teemischung dem Apotheker dieses
Buch mit der entsprechenden Rezeptur vorzulegen. Beim Kauf
in der Apotheke wird der Gefahr vorgebeugt, überalterte Drogen
zu verwenden oder, bei Eigenanfertigung, eventuell nicht den
Vorschriften des Arzneimittelgesetzes zu entsprechen. Da durch
Sauerstoffeinwirkung die ätherischen Anteile in den getrockneten Kräutern bei zu langer Lagerung verlorengehen, dürfen nur
frische, d. h. einjährige Zutaten verwendet werden.
Für einen Aufguß oder eine Abkochung benötigt man gewöhnlich pro Tasse Wasser 1 gehäuften Teelöffel der Droge, wobei
die Tasse nicht mehr als 150 Kubikzentimeter enthalten sollte.
Wenn auch allgemein die Tagesdosis 3- bis 4mal 1 Tasse Tee
beträgt, läßt sich daraus noch keine Regel ableiten. Richtiger und
wichtiger ist, je nach Krankheit, Gewicht und Alter des Patienten
zu dosieren. So genügen zum Beispiel bei alten chronischen
Leiden morgens und abends je 1 Tasse Tee. Noch besser ist es,
wenn diese Patienten den Tee schluckweise alle 15 oder 30 Minuten trinken. Dies gilt auch für Krankheiten mit hohem Fieber
und für Kinder sowie für alle Fälle, in denen nicht zuviel Flüssigkeit zugeführt werden darf.

Bei akuten Krankheiten werden je nach Körpergewicht und Konstitution des Patienten 4 bis 8 Tassen Tee pro Tag getrunken. Der geschwächte, abgemagerte wird dabei weniger, der große, kräftige Mensch mehr zu sich nehmen.

Kinder zwischen 4 und 15 Jahren erhalten stets nur 1/2 Tasse; Kindern zwischen 2 und 4 Jahren gibt man 1/4 Tasse; und Kleinstkinder erhalten während eines ganzen Tages insgesamt nicht mehr als 1/2 Tasse, wobei der Tee löffelweise, über den ganzen Tag verteilt, zu geben ist.

Fieberkranke sollten den Tee nur abgekühlt trinken. Bei Krämpfen, Koliken, zur Schweißtreibung oder Erwärmung des Kranken wird heißer Tee gereicht. Tee-Einläufe und -Auflagen hingegen müssen unter der Körpertemperatur, etwa bei 28 Grad, liegen.

Ein Tee sollte auf keinen Fall mit Zucker, sondern nach Abkühlung auf Mundwärme nur mit gutem Honig gesüßt werden.

Am besten wirkt ein Tee, wenn man ihm je einen Teelöffel Apfelessig und Honig beifügt und das nötige Quantum schluckweise, über den ganzen Tag verteilt, trinkt. Eine ebenso gute Wirkung läßt sich erzielen, wenn der Tee nüchtern und abends vor dem Schlafengehen getrunken wird, ausgenommen natürlich jene Tees, die zeitlich gebunden sind. Dazu gehören zum Beispiel alle galletreibenden Tees, die nur bis spätestens 18 Uhr genommen werden dürfen, ferner jene Teesorten, die die Funktionen der Magen-Darm-Drüsen und die Sekretion der Säfte anregen, wie zum Beispiel Bittermittel. Diese Teearten werden stets 10 bis 15 Minuten vor den Mahlzeiten genommen. Ansonsten beginnt man mit dem Teetrinken 1 1/2 bis 2 Stunden vor dem Essen.

Erstverschlimmerungen gelten, wie in der Homöopathie, als positive Zeichen und sind kein Anlaß, die Kur abzubrechen.

Die Zubereitung eines Tees ist von größter Wichtigkeit. Der Aufguß (Infusum) dürfte heute die üblichste Form der Teezubereitung sein. Man übergießt dabei die Drogen mit kochendem Wasser und läßt den Tee unter wiederholtem Umrühren 10 Minuten ziehen. Das verwendete Gefäß sollte möglichst aus Keramik sein und mit einem passenden Teller zugedeckt werden. Der Aufguß wird durch ein feines Sieb oder durch ein Mulltuch abgegossen.

Der Kaltwasserauszug ist, ebenso wie der Warmwasserauszug, dort angebracht, wo enthaltene Stoffe vor hoher Wärmeeinwirkung zu schützen sind oder wo man Wert auf die Erhaltung des Pflanzenaromas legt. Hierbei wird die Droge nur mit entsprechend viel kaltem Wasser übergossen. Man läßt alles 6 bis 12 Stunden stehen, rührt einige Male um und seiht ab. Möchte man diesen Tee warm trinken, darf er nur im Wasserbad erwärmt werden.

Wurzeln, Rinden und Hölzer können ebenfalls im Kaltverfahren zubereitet werden, nur müssen sie wenigstens 24 Stunden lang auslaugen. Nach dem Abgießen werden die Drogen nochmals mit kochendem Wasser übergossen, etwa 5 bis 10 Minuten gekocht und dann abgeseiht. Erst nach Abkühlung gießt man diesen Aufguß dem Kaltauszug bei.

Der Erfolg einer Teeanwendung ist wesentlich größer, wenn die Behandlung mit anderen therapeutischen Maßnahmen kombiniert wird. Vor allem darf man nicht erwarten, daß ein Tee von einer Stunde zur anderen hilft.

Arterienverkalkung

Rp.
25,0 g **Mistel** *(Herba Visci)*
15,0 g **Stiefmütterchen** *(Herba Violae tricoloris)*
15,0 g **Süßholz** *(Radix Liquiritiae)*
10,0 g **Schwarze Johannisbeerblätter** *(Folia Ribis nigri)*
 8,0 g **Weißdorn** *(Flores Oxyacanthae)*
 5,0 g **Blasentang** *(Fucus vesiculosus)*
 2,0 g **Sonnentau** *(Herba Droserae rotundifoliae)*

M. f. spec. D. S.: 3mal täglich 1 gehäuften Teelöffel pro Tasse Wasser aufgießen, 5 Minuten ziehen lassen und schluckweise trinken.
Anwendung: Bei Arteriosklerose.

Blähungen

Rp.
30,0 g **Anis** *(Fructus Anisi)*
25,0 g **Dill** *(Fructus Anethi)*
15,0 g **Wermut** *(Herba Absinthii)*
10,0 g **Baldrian** *(Radix Valerianae)*
10,0 g **Kümmel** *(Fructus Carvi)*
10,0 g **Fenchel** *(Semen Foeniculi)*

M.f. spec. D. S.: Abends 5 gehäufte Teelöffel mit 3 Tassen kaltem Wasser ansetzen, morgens erhitzen, 1 Minute kochen lassen, abgießen und 1/2 Stunde vor jeder Mahlzeit 1 Tasse schluckweise trinken.

Ebenso hilfreich sind

Rp.

50,0 g **Heublumen** *(Flores Graminis)*

D. S.: Pro Tasse 1 gehäuften Teelöffel aufgießen; je 1/2 Tasse Tee 1/2 Stunde vor und 1 Stunde nach dem Essen schluckweise trinken.

Anwendung: Bei Blähungen.

Bronchial- und Hustentee

Rp.

30,0 g **Schafgarbe** *(Herba Millefolii)*

20,0 g **Thymian** *(Herba Thymi)*

15,0 g **Spitzwegerich** *(Folia Plantaginis)*

15,0 g **Lungenkraut** *(Herba Pulmonariae)*

10,0 g **Süßholz** *(Radix Liquiritiae)*

10,0 g **Eibischwurzel** *(Radix Althaeae)*

10,0 g **Salbei** *(Folia Salviae)*

 5,0 g **Fenchel** *(Semen Foeniculi)*

 5,0 g **Anis** *(Fructus Anisi)*

M. f. spec. D. S.: 4mal täglich 1 gehäuften Teelöffel pro Tasse aufgießen und 5 Minuten ziehen lassen. In jede Tasse Tee nach Abkühlung auf Mundwärme 1 Teelöffel Honig einrühren und schluckweise trinken.

Anwendung: Bei Husten, Bronchitis und Verschleimung.

Darmkoliken der Kinder

Rp.

30,0 g **Kamille** *(Flores Chamomillae)*
20,0 g **Majoran** *(Herba Majoranae)*
20,0 g **Fenchel** *(Semen Foeniculi)*
15,0 g **Kümmel** *(Fructus Carvi)*
15,0 g **Baldrian** *(Radix Valerianae)*

M. f. spec. D. S.: Pro Tasse 1 gestrichenen Teelöffel aufgießen und 5 Minuten ziehen lassen. Nach Abkühlung in jede Tasse Tee etwa 1 runde Messerspitze Honig einrühren. Man trinkt schluckweise, über den Vormittag und über den Nachmittag verteilt, jeweils 1/2 Tasse des Tees und nimmt 10 Minuten vor jeder Mahlzeit 1 Eßlöffel voll. Vor dem Schlafengehen nimmt man nochmals 1/2 Tasse.

Zur sofortigen Linderung des Kolikschmerzes kann ein warmer → *Heublumensack* (siehe Teil 2) auf den Bauch gelegt werden.

Anwendung: Bei Koliken im Bauchraum, besonders bei Darmkoliken der Kinder.

Haustee

Rp.

Erdbeerblätter *(Folia Fragariae)*
Brombeerblätter *(Folia Rubi fruticosi)*
Himbeerblätter *(Folia Rubi idaei)*
Waldmeisterkraut *(Herba Matrisilvae)*
Thymian *(Herba Thymi)*
Rosmarin *(Folia Rosmarini)*
Baldrian *(Radix Valerianae)*
Apfelschalen āā 15,0

M. f. spec. D. S.: 1 Eßlöffel pro Tasse aufgießen und 5 Minuten ziehen lassen. Mehrmals täglich 1 Tasse trinken.

Anwendung: Dieser Haustee ist als Gesundheitstee und als tägliches Getränk für die ganze Familie zu verwenden. Kalt wirkt er erfrischend, kräftigend, aufbauend; warm wirkt er abwehrsteigernd und vorbeugend gegen Infektionen, regt den Appetit an, kräftigt Herz und Kreislauf, stärkt die Nieren, ist krampflösend und keimtötend.

Keuchhusten

Rp.
50,0 g **Gartenthymian** *(Herba Thymi)*
30,0 g **Lungenkraut** *(Herba Pulmonariae)*
20,0 g **Lungenmoos** *(Herba Pulmonariae arboreae)*
20,0 g **Schlüsselblume** *(Flores Primulae)*
10,0 g **Flohsamen** *(Semen Psylii)*
10,0 g **Sonnentau** *(Herba Droserae rotundifoliae)*
10,0 g **Fenchel** *(Semen Foeniculi)*

M. f. spec. D. S.: Pro Tasse 1 gehäuften Teelöffel aufgießen und 10 Minuten ziehen lassen. Kleinere Kinder zwischen 2 und 4 Jahren erhalten 3mal 1/2 Tasse schluckweise, größere Kinder 2 Tassen schluckweise und Erwachsene 3 Tassen am Tag. Jeder Tasse Tee ist nach Abkühlung auf Trinkwärme 1 Teelöffel Honig beizumischen.
Anwendung: Bei Keuchhusten.

Kopfschmerz

Rp.
25,0 g **Schlüsselblume** *(Flores Primulae)*
20,0 g **Tausendgüldenkraut** *(Herba Centaurii)*
20,0 g **Mistel** *(Herba Visci)*
15,0 g **Melisse** *(Folia Melissae)*
10,0 g **Baldrian** *(Radix Valerianae)*
10,0 g **Veilchen** *(Flores Violae)*

M. f. spec. D. S.: Pro Tasse Wasser 1 gehäuften Teelöffel aufgießen und 1 Teelöffel Honig einrühren. 3mal täglich 1 Tasse schluckweise und vor dem Schlafengehen nochmals 1 Tasse trinken.
Anwendung: Bei nervösem Kopfschmerz.

Kopfschmerz, Migräne

Rp.

30,0 g **Majoran** *(Herba Majoranae)*
25,0 g **Johanniskraut** *(Herba Hyperici)*
25,0 g **Kamille** *(Flores Chamomillae)*
15,0 g **Baldrian** *(Radix Valerianae)*
15,0 g **Lavendel** *(Flores Lavendulae)*
15,0 g **Melisse** *(Folia Melissae)*
15,0 g **Mistel** *(Herba Visci)*
10,0 g **Wegwarte** *(Radix Cichorii)*

M. f. spec. D. S.: (Nur im Kaltauszug!) 2 gehäufte Eßlöffel mit etwa 400 bis 450 Kubikzentimeter kaltem Wasser ansetzen, 8 bis 10 Stunden ziehen lassen und abseihen. Vor dem Trinken diese Menge teilen, im Wasserbad erwärmen und danach 1 Teelöffel → *Zwiebelsirup* (siehe Teil 2) einrühren. Davon (also von etwa 200 Kubikzentimeter) wird je die Hälfte 1/2 Stunde vor und 1 Stunde nach dem Frühstück getrunken. Mit der übrigen Menge verfährt man ebenso zum Abendessen. Der Tee muß langsam und schluckweise getrunken werden.
Anwendung: Bei starkem, chronischen Kopfschmerz und bei Migräne.

Leber–Galle

Dr. Bernhard Aschner (1883–1960) empfiehlt die folgende Tee-mischung:

Rp.

2,0 g **Ringelblume** *(Flores Calendulae)*

5,0 g **Enzian** *(Radix Gentianae)*

5,0 g **Fenchel** *(Fructus Foeniculi)*

5,0 g **Kümmel** *(Fructus Carvi)*

5,0 g **Kamille** *(Flores Chamomillae)*

8,0 g **Hauhechel** *(Radix Ononidis)*

10,0 g **Faulbaum** *(Cortex Frangulae)*

10,0 g **Schöllkraut** *(Herba Chelidonii)*

20,0 g **Pfefferminze** *(Folia Menthae piperitae)*

30,0 g **Löwenzahn** *(Radix Taraxaci cum herba)*

M. f. spec. D. S.: 1 Eßlöffel des Gemischs mit 1/4 Liter kochen-dem Wasser übergießen und 5 Minuten ziehen lassen. Morgens und mittags je 1 Tasse, 10 Minuten vor dem Essen, warm trinken (abends keine galletreibenden Mittel nehmen!).

Anwendung: Bei akuten entzündlichen und nichtentzündlichen Lebererkrankungen, Gallenblasen- und Gallenwegsentzündun-gen, verzögertem Verlauf bei Virus-Hepatitis.

Leukämie

Rp.
20,0 g **Weide** *(Cortex Salicis)*
12,0 g **Ringelblume** *(Flores Calendulae)*
12,0 g **Schachtelhalm** *(Herba Equiseti)*
12,0 g **Brennessel** *(Folia Urticae)*
10,0 g **Beinwell** *(Radix Symphyti)*
10,0 g **Walnußblätter** *(Folia Juglandis)*
10,0 g **Weiße Taubnessel** *(Herba Lamii cum radice)*
10,0 g **Enzian** *(Radix Gentianae)*
 4,0 g **Bockshornklee** *(Semen Foeni graeci)*

M. f. spec. D. S.: 3mal täglich 1 Eßlöffel pro Tasse aufgießen, 5 bis 8 Minuten ziehen lassen und abgießen. Während mehrerer Monate, über den ganzen Tag verteilt, schluckweise trinken.
Anwendung: Bei Leukämie.

Magengeschwüre

Rp.
 5,0 g **Baldrian** *(Radix Valerianae)*
 5,0 g **Basilienkraut** *(Herba Basilici)*
10,0 g **Zinnkraut** *(Herba Equiseti)*
10,0 g **Kamille** *(Flores Chamomillae)*
10,0 g **Benediktenkraut** *(Herba Cardui benedicti)*
15,0 g **Vogelknöterich** *(Herba Polygoni)*
15,0 g **Ringelblume** *(Flores Calendulae)*
30,0 g **Beinwell** *(Radix Symphyti)*

M. f. spec. D. S.: 1 gehäuften Teelöffel pro Tasse aufgießen und 5 Minuten ziehen lassen. Zu jeder Hauptmahlzeit 1 Tasse und, über den Tag verteilt, nochmals 3 Tassen schluckweise trinken.
Mit diesem Tee, dem man 25 Tropfen

(B) **A-E-Mulsin-forte** (Mucos GmbH)

und 2 Teelöffel Edelweiß-Milchzucker zufügt, wird morgens nüchtern eine Rollkur durchgeführt. Der mundwarme Tee wird, im Bett liegend, langsam getrunken. Danach bleibt man 5 Minuten auf dem Rücken liegen und macht die Rollkur, wie unter → *Magen- und Darmgeschwüre* beschrieben.
Abends im Bett wird nochmals 1 Tasse Tee mit 15 Tropfen A-E-Mulsin-forte getrunken.
Anwendung: Bei Magengeschwüren.

Magensaftproduktion

Rp.
15,0 g **Bitterklee** *(Folia Trifolii fibrini)*
15,0 g **Pfefferminze** *(Folia Menthae piperitae)*
15,0 g **Tausendgüldenkraut** *(Herba Centaurii)*
15,0 g **Rosmarin** *(Folia Rosmarini)*
15,0 g **Löwenzahn** *(Radix Taraxaci cum herba)*
10,0 g **Benediktenkraut** *(Herba Cardui benedicti)*
10,0 g **Anis** *(Fructus Anisi)*
 5,0 g **Thymian** *(Herba Thymi)*

M. f. spec. D. S.: 3mal täglich 1 gehäuften Teelöffel pro Tasse aufgießen und 1/2 Stunde vor den Hauptmahlzeiten trinken.

Anwendung: Bei Krampfzuständen des Magen-Darm-Kanals, zur Anregung der Magen-Darm-Drüsen, zur Förderung der Säfteproduktion und der Verdauung sowie zur Anregung des Appetits.

Magen- und Darmgeschwüre

Rp.

30,0 g **Beinwell** *(Radix Symphyti)*
30,0 g **Kamille** *(Flores Chamomillae)*
20,0 g **Rosmarin** *(Folia Rosmarini)*
20,0 g **Gänsefingerkraut** *(Herba Potentillae)*
10,0 g **Bitterklee** *(Folia Trifolii fibrini)*
10,0 g **Ringelblume** *(Flores Calendulae)*
10,0 g **Vogelknöterich** *(Herba Polygoni)*

M.f. spec. D. S.: 1 Teelöffel pro Tasse aufgießen und täglich 4 Tassen ungesüßt, davon zu jeder Mahlzeit 1/2 Tasse schluckweise, den Rest über den Tag verteilt, trinken. Man kann vom fertigen, abgegossenen Tee auch eine Haferschleimsuppe herstellen, ohne noch andere Flüssigkeit hinzuzunehmen. Mit dieser Suppe macht man täglich, morgens und abends, auf nüchternen Magen Rollkuren: Man legt sich dazu auf den Rücken, dreht sich nach 5 Minuten auf die linke Seite, nach weiteren 5 Minuten auf den Bauch usw.
Anwendung: Bei Magen- und Darmgeschwüren.

Nierensteine

Rp. Teil 1
25,0 g **Preiselbeerblätter** *(Folia Vitis idaeae)*
25,0 g **Vogelknöterich** *(Herba Polygoni)*
20,0 g **Zinnkraut** *(Herba Equiseti)*
15,0 g **Brennessel** *(Herba Urticae)*
15,0 g **Odermennig** *(Herba Agrimoniae)*

M.f. spec. D. S.: 1 Teelöffel pro Tasse aufgießen und 3mal täglich 1 Tasse, 2 Stunden nach dem Essen, trinken.

Rp. Teil 2
50,0 g **Bohnenschalen** *(Fructus Phaseoli sine semine)*
30,0 g **Hauhechel** *(Radix Ononidis)*
20,0 g **Hagebuttensamen** *(Semen Cinosbati)*
20,0 g **Klettensamen** *(Semen Bardanae)*
15,0 g **Färberröte** *(Radix Rubiae tinctorum)*
15,0 g **Löwenzahn** *(Radix Taraxaci)*

M. f. spec. D. S.: 2 Teelöffel pro Tasse kalt ansetzen, nach 8 bis 10 Stunden erhitzen und 1mal kurz aufwallen lassen, sofort abgießen. Morgens und abends je 1 Tasse des Tees, 1 Stunde vor dem Essen, schluckweise trinken.

Anwendung: Bei Nieren- und Harnleitersteinen.

Obstipation (Stuhlverstopfung)

Rp.
30,0 g **Löwenzahn** *(Radix Taraxaci cum herba)*
20,0 g **Bitterklee** *(Folia Trifolii fibrini)*
20,0 g **Tausendgüldenkraut** *(Herba Centaurii)*
10,0 g **Faulbaum** *(Cortex Frangulae)*
10,0 g **Wacholderstrauch** *(Herba Juniperi)*
 5,0 g **Wacholderbeeren** *(Fructus Juniperi)*
 5,0 g **Thymian** *(Herba Thymi)*

M.f. spec. D. S.: 1 gehäuften Eßlöffel pro Tasse mit kaltem Wasser ansetzen, nach 2 Stunden bis zum Siedepunkt erhitzen (nur 1mal aufwallen lassen) und abgießen. Täglich 4 Tassen, 1 Stunde vor den Mahlzeiten, langsam trinken.
Anwendung: Bei Darmträgheit und Stuhlverstopfung.

Rippenfellentzündung

Rp.
30,0 g **Thymian** *(Herba Thymi)*
30,0 g **Huflattich** *(Foliae Farfarae cum floribus)*
20,0 g **Angelika** oder **Engelwurz** *(Folia Angelicae)*
20,0 g **Brennessel** *(Herba Urticae)*
15,0 g **Kamille** *(Flores Chamomillae)*
15,0 g **Beinwell** *(Radix Symphyti)*
15,0 g **Anis** *(Fructus Anisi)*
 5,0 g **Zaunrübe** *(Radix Bryoniae)*

M. f. spec. D. S.: 1 gehäuften Teelöffel pro Tasse aufgießen. Stündlich 1/2 Tasse Tee mit etwas Honig warm trinken.
Es ist ratsam, dazu den unter → *Nierenkoliken* (siehe Teil 1) beschriebenen Senfbrei auf die erkrankte Stelle aufzulegen.
Anwendung: Bei Brust- und Rippenfellentzündungen.

Schlaflosigkeit

Rp.
10,0 g **Schlüsselblumenblüten** *(Flores Primulae)*
10,0 g **Schlüsselblumenblätter** *(Folia Primulae)*
10,0 g **Veilchenwurzel** *(Radix Violae odoratae)*
10,0 g **Veilchenkraut** *(Herba Violae odoratae)*
15,0 g **Baldrianwurzel** *(Radix Valerianae)*
15,0 g **Hopfenblüten** *(Flores Humuli lupuli)*
15,0 g **Johanniskraut** *(Herba Hyperici)*
15,0 g **Brombeerblätter** *(Folia Rubici fruticosi)*

M. f. spec. D. S.: 1 gehäuften Teelöffel pro Tasse mit kaltem Wasser ansetzen, nach 3 Stunden bis zum Siedepunkt erhitzen und sofort abgießen. 1 Tasse dieses Tees bis zum Abendessen, 1 weitere Tasse kurz vor dem Schlafengehen schluckweise trinken.
Anwendung: Bei Schlaflosigkeit.

Schlafstörungen

Rp.

25,0 g **Kamille** *(Flores Chamomillae)*
25,0 g **Pfefferminze** *(Folia Menthae)*
50,0 g **Baldrian** *(Radix Valerianae)*

M. f. spec. D. S.: 1 Teelöffel pro Tasse nachmittags mit kaltem Wasser ansetzen, abends bis zum Siedepunkt erhitzen und abgießen. 2 Teelöffel Apfelessig und 2 Teelöffel Honig einrühren und 1/2 Stunde vor dem Schlafengehen trinken. Die Wirkung setzt nach einigen Tagen ein.
Anwendung: Bei Schlafstörungen und Schlaflosigkeit.

Schweiß

Rp. Teil 1

25,0 g **Salbei** *(Folia Salviae)*
15,0 g **Ysop** *(Herba Hyssopi)*
10,0 g **Schafgarbe** *(Herba Millefolii)*

M. f. spec. D. S.: 1 Teelöffel pro Tasse aufgießen, 5 Minuten ziehen lassen und den Absud mit dem Aufguß von Teil 2 zusammengießen.

Rp. Teil 2

50,0 g **Walnußschalen** *(Cortex Fructus Juglandis)*

D. S.: 1/2 Teelöffel pro Tasse aufgießen, 10 Minuten kochen lassen, abgießen und mit dem Absud von Teil 1 vermischen. Davon

3mal täglich 1 Tasse schluckweise trinken. Bei Nachtschweiß nochmals 1 Tasse vor dem Schlafengehen trinken.

Anwendung: Bei übermäßigem Schwitzen sowie unnatürlicher Schweißabsonderung und bei Nachtschweiß.

Fünf gesunderhaltende Nahrungs- und Heilmittel

Aller guten Dinge sind fünf. Das sind:

die Zwiebel,
der Knoblauch,
der Bockshornklee,
der Apfel,
der Honig.

Diese Nahrungs- und Heilmittel sind einmalig
in der Natur und unübertroffen in ihrer Wirkung.
Sie sind – nach dem Leben – das kostbarste
Geschenk Gottes, dessen Bedeutung die
Menschheit bis heute nicht richtig erkannt hat.

Die Küchenzwiebel *(Allium cepa)*

Zu den wichtigsten Heilmitteln unter den heimischen Nahrungsmitteln gehört die rote Küchenzwiebel, die selbst bei hoffnungs-
losen, bereits aufgegebenen Fällen noch helfen kann. Mit dieser
so unscheinbaren Knolle aus der Familie der Liliengewächse
zeigt uns der Schöpfer am eindrucksvollsten, wie sehr die Gaben
seiner wundervollen Natur allen unseren Spritzen und Pillen
überlegen sind.

So kann zum Beispiel, wenn alles andere versagt hat, oft noch
ein 3tägige Zwiebelkur lebensbedrohende Wasseransammlungen in der Leber, im Herzbeutel, im Bauch, zwischen den Brustfellen oder in den Beinen vertreiben. Diese Wirkung kommt
zustande, weil der hohe Gehalt an Kalisäure, Magnesium und
Kieselsäure, an Rhodanwasserstoffsäure und an ätherischen Ölen
den Geweben das Wasser entzieht und auf die Nieren harntrei-
bend wirkt. Außerdem sind herzwirksame Stoffe in der Zwiebel
enthalten, die durch Anregung des Herzens und des Kreislaufs
die entwässernde Wirkung verstärken. Durch die Entwässerung
und die in der Zwiebel enthaltenen Rhodanverbindungen kommt
es gleichzeitig zur Senkung und Normalisierung des Blutdrucks.

Da die Zwiebel einen hohen Fluorgehalt hat, wirkt sie auch sehr
günstig auf das Gebiß und auf eventuelle Überfunktionen der
Schilddrüse. Die ätherischen Öle, die beim Schälen der Zwiebel
aufsteigen und die bekannten Tränen verursachen, wirken sich
positiv aus:

1. auf die Nieren, da sie die Harngefäße erweitern und das Wasser treiben sowie Harnsäurebildung und Steinentstehung
   hemmen;

2. auf den gesamten Verdauungsapparat, einschließlich Leber,
   Galle und Bauchspeicheldrüse, da sie die Produktion des Ma-
   gen- und Darmsaftes und die Tätigkeit der Leber, der Galle

und des Pankreas anregen, pathologische Darmbakterien vernichten und das Wachstum der Kolibakterien fördern;

3. auf die Atemwege, weil das ätherische Öl zu einem hohen Prozentsatz durch die Lungen ausgeatmet wird. Deshalb ist der → Zwiebelsirup (siehe Teil 2) bei Erkältungskrankheiten der Atemwege ein bewährtes altes Hausmittel. Der Zwiebelsirup wirkt krampflösend sowohl auf die Lungengefäße wie auch auf die Bronchien und Bronchiolen, er löst den Schleim, erleichtert den Auswurf und lindert den Hustenreiz.

Die desinfizierende Wirkung der Zwiebel ist seit dem Altertum bekannt. Sie schützt vor Pest und Cholera. Weil sie gleichzeitig durchblutungsfördernde Stoffe enthält, wirkt sie besonders stark keimtötend und entzündungshemmend bei äußeren Auflagen gegen Infektionen der Haut und des Unterhautzellgewebes, wie zum Beispiel bei Abszessen und Furunkeln, bei Lymphdrüsenentzündungen, Frostbeulen, aber auch bei Haarausfall. Da die desinfizierende Kraft im Magen ebenso wirksam ist, werden nicht nur die Entzündungs- und Eitererreger abgetötet, sondern auch die Spul- und Madenwürmer. Es gibt kein besseres und ungefährlicheres Mittel gegen Darmparasiten als die Zwiebelkur. Zudem ist die Zwiebel die fermentreichste Gemüsepflanze, die wir kennen. Sie enthält die Vitamine B und C, diverse Mineralstoffe und Spurenelemente sowie das Pflanzenhormon Glukokinin, so daß sie nicht nur bei Diabetikern eine heilsame Wirkung zeigt, sondern auch eine blutbildende Eigenschaft besitzt.
Die Heilkraft der Zwiebel wirkt:

1. entwässernd, nierenfunktionsanregend,
2. herz- und kreislaufanregend und -stärkend,
3. desinfizierend auf den äußeren und inneren Organismus, keim- und wurmtötend,
4. entzündungshemmend,
5. kräftigend auf Magen und Darm,

6. sekretionsanregend auf Magen–Darm, Leber–Galle, Bauch-speicheldrüse,
7. durchblutungsfördernd,
8. blutdrucksenkend,
9. blutzuckersenkend,
10. regulierend auf die Schilddrüsenüberfunktion,
11. bei Mineral- und Fermentmangel,
12. bei Vitamin-B- und -C-Mangel,
13. bei Erkrankungen der Atemwege,
14. beruhigend, entspannend und entkrampfend, besonders bei Depressionen,
15. blutbildend,
16. zahnschmelzkonservierend,
17. stuhlregulierend,
18. appetitanregend und
19. schmerzlindernd bei Bienen- und bei Wespenstichen.

Wir haben also in der Zwiebel eine Gemüseheilpflanze, die beinahe allein ausreicht, um uns gesund zu erhalten.
Wie wird nun die Zwiebel als Heilmittel eingesetzt?
Vorweg sei gesagt, daß die rote Zwiebel wirksamer ist als die weiße, die rohe besser als die gekochte. Bei ständiger Verwendung in der Küche zeigt die Zwiebel recht schnell ihr krankheitsverhütende Wirkung. Sind aber bereits Krankheiten vorhanden, empfehlen sich die folgenden Anwendungsformen:

A. Bei Erkrankungen der Atemwege und bei allen Erkältungskrankheiten: → *Zwiebelsirup* (siehe Teil 2). Falls keine Möglichkeit oder keine Zeit zur Anfertigung vorhanden ist, genügt es, rohe Zwiebeln gut durchgekaut zu essen.
Ich erkrankte einmal während einer Südamerikareise an einer heftigen Bronchitis, die sich von Tag zu Tag verschlimmerte. Keine Mittel, auch nicht Antibiotika, halfen. Der Schleim löste sich nicht, und das Abhusten wurde zu einer furchtbaren Qual.

Da mir jeder Hustenstoß entsetzliche Schmerzen bereitete, versuchte ich, den Husten zu unterdrücken. Schließlich zog sich die Entzündung in die Bronchiolen hinab, und das begleitende hohe Fieber schwächte meinen Körper so sehr, daß ich selbst nichts mehr für mich tun konnte. Ein von der Hotelleitung herbeigerufener Arzt konnte mir auch nicht helfen. Leider fiel mir erst nach zehn Tagen, als ich schon total erschöpft und in einem elenden Zustand war, die Heilkraft der Zwiebel ein. Der Genuß einer halben Zwiebel brachte über Nacht eine drastische Wendung im Krankheitsverlauf: Am nächsten Morgen hatte sich der Schleim gelöst und ließ sich ohne Schmerzen abhusten. Einige Tage später war alles vergessen.

B. Bei → *Wassersucht* (siehe Teil 1): → *Zwiebelweingeist* (siehe Teil 2) gemäß Anweisung einnehmen oder täglich, je nach Verträglichkeit, 30 bis 60 Gramm rohe Zwiebeln essen.

C. Bei Entzündungen und Haarausfall: rohe Zwiebeln hacken, zerquetschen, mit wenig abgekochtem Wasser verdünnen und zu einem Brei verarbeiten, der auf die Haut aufgelegt wird.

D. Für den täglichen Bedarf: aus kleingehackten Zwiebeln, Zitronensaft und etwas Oliven- oder Maisöl einen schmackhaften Zwiebelsalat zubereiten, der, frisch genossen, alle geschilderten Heilwirkungen im Körper entfaltet.

E. Bei Nierenkrankheiten (siehe Teil 1 unter → *Nierenstörungen*): ein Mischsalat.

F. Praktische Rezepte und Hinweise: Frischer Zwiebelsaft auf den Bienen- oder den Wespenstich lindert schnell den Schmerz. Bei Grippe hilft ein Zwiebelverband. Dabei belegt man Hals und Nacken dicht mit Zwiebelscheiben. Zwiebelsaft, mit Honig vermischt, ist ein gutes Nervenmittel.

Bei Ruhr und ruhrartigen Erkrankungen hilft ein Gemisch aus 1 rohem Eidotter, 2 Messerspitzen frischer Butter, 1/2 Teelöffel zerstoßenem Kümmel und dem Saft von 7 großen Zwiebeln. Davon werden täglich 5 Eßlöffel eingenommen.

Bei schmerzhaften Harnverhaltungen werden mehrere kleingeschnittene Zwiebeln in einen Leinenbeutel gegeben, in heißem Wasser erwärmt (nicht kochen) und abwechselnd, alle 20 Minuten, über der Blasen- und der Kreuzbeingegend aufgelegt.

Bei Schuppen und Flechten wirkt sehr rasch der Saft roher Zwiebeln, wenn er innerlich und äußerlich angewandt wird.

Nasenbluten stillt man mit einer Zwiebel, die man halbiert und deren eine Hälfte man im Nacken auflegt, die andere Hälfte unter die Nase hält und die Dämpfe tief durch die Nase einatmet.

Rheumatische Schmerzen in Beinen und Füßen lassen sich mit mehrfachen Zwiebeleinreibungen vertreiben.

Bei Grippeepidemien schützt man sich mit Zwiebelschnaps (siehe Teil 1 unter → *Grippale Infekte*).

Bei Basedow werden verdünnter Zwiebelsaft eingenommen und äußerlich mit Zwiebelsaft Umschläge gemacht.

Eine Anwendungsform, die aber nicht für empfindliche Leute gedacht ist, kann bei beginnendem grauen Star zur Ausheilung führen. Dabei wird etwas frischer Zwiebelsaft mit dünnflüssigem Honig vermischt und mehrfach täglich in beide Augen geträufelt. Bei stärkeren Reizerscheinungen wird die Behandlung unterbrochen und erst nach Abklingen der Reizerscheinungen fortgesetzt.

Der Knoblauch *(Allium sativum)*

Da diese Heil- und Würzpflanze, die ebenfalls zur Gattung der Liliengewächse gehört, sehr viele gleiche Eigenschaften wie die Zwiebel aufweist, erübrigt sich eine ausgiebige Erörterung.

Bekannt sind vom Knoblauch seine blutdrucksenkende, kreislaufanregende und die Widerstandskraft des Körpers steigernde Wirkung. Darüber hinaus ist die Knoblauchknolle aber auch ein gutes Vorbeugungsmittel gegen Krebs und Arteriosklerose.

Der Knoblauch ist besonders wirksam:

1. bei Schleimhautentzündungen des Magen-Darm-Traktes, bei Verstopfung, Durchfall, Blähungen, Ruhr, Cholera, Typhus und bei allen infektiösen Erkrankungen des Darmes, bei Störungen des Säureverhältnisses in Magen und Darm und bei Appetitlosigkeit;
2. bei Leber- und Gallenleiden;
3. bei Blutdruckveränderungen;
4. bei Arterienverkalkungen;
5. bei venösen Beschwerden;
6. bei Angina pectoris (der Knoblauch erweitert die Gefäße am und im Herzen und baut Ablagerungen ab);
7. bei Krebs;
8. bei Krankheiten der Lungen und Bronchien;
9. bei Kreislaufstörungen;
10. bei Herzinsuffizienz;
11. bei körperlichen und nervlichen Schwächezuständen;
12. bei Wurmkrankheiten;
13. bei Rheuma und Gicht;
14. bei Erliegen der körpereigenen Abwehrkraft;
15. zur Blutreinigung.

Die beste Wirkung erzielt man, wenn täglich 1 frische Zehe Knoblauch, eventuell mit Petersilie, auf ein Butterbrot verteilt oder unter die bereits tellerfertigen Speisen gemischt wird.

Eine vielseitig anwendbare und jahrelang haltbare Knoblauchtinktur ist in Teil 2 unter → *Knoblauchsaft* aufgeführt.

Bei Schwangerschaftsohnmachten werden Stirn und Pulsstellen mit der Tinktur eingerieben.

Bei epileptischen Anfällen sollte man schon bei den ersten Anzeichen die Tinktur verabreichen und Stirn, Schläfen und Pulse damit einreiben. Danach erhält der Kranke täglich von der Knoblauchtinktur und muß jeden Tag die Dämpfe einer Knoblauchabkochung einatmen.

Bei allen Erkältungskrankheiten und bei Husten wird jede Stunde 1 gestrichener Teelöffel der Tinktur eingenommen.

Bei Gelbsucht werden etwa 6 bis 8 Knoblauchzehen in 1/2 Liter Milch 1mal aufgekocht, die Milch wird getrunken und der Knoblauch gut gekaut gegessen.

Bei Halsentzündungen und Keuchhusten reibt man Hals oder Brust und Rücken mit Knoblauchtinktur ein, die zu gleichen Teilen mit Wasser verdünnt worden ist.

Hauttuberkulose verschwindet, wenn man die erkrankten Stellen mit der Tinktur oder mit dem reinen Saft beträufelt und gleichzeitig die Tinktur einnimmt.

Bei Koliken genügt 1 Schnapsglas und 1 Einreibung über dem betreffenden Organ mit der angewärmten, aber verdünnten Tinktur (1 Teil Knoblauchsaft auf 1 Teil Wasser).

Pusteln und Pickel im Gesicht lassen sich ebenfalls mit einer Einreibung erfolgreich behandeln. Morgens und abends werden die Stellen während einiger Wochen mit verdünnter Tinktur eingerieben.

Bei Darmparasiten gibt man Kindern Knoblauchsaft in Milch, Erwachsenen 3mal täglich 15 bis 20 Tropfen der Tinktur in 1/2 Glas Wasser.

Der Samen des Bockshornklees
(Semen Foeni graeci)

Dieses Heilmittel sollte in der Pflanzen- und Volksheilkunde viel mehr Beachtung finden, da es in seiner einmaligen und vielseitigen Wirkung von keinem Medikament ersetzt oder übertroffen werden kann.

Die Samen des Bockshornklees werden in unterschiedlichen Zubereitungen verwendet und haben dementsprechend verschiedene Indikationen. Daraus ergibt sich eine Aufgliederung in Gruppen, je nach Zubereitung, Anwendung und Indikation.

A. Für die innerliche Anwendung wird der Bockshornkleesamen kalt angesetzt. Man nimmt gewöhnlich 1 gestrichenen Eßlöffel für 1 Tasse Wasser, setzt die benötigte Menge kalt an und läßt sie ziehen. Nach 6 Stunden wird das Gemisch zum Sieden gebracht. Man läßt das Wasser aber nur 1mal kurz aufwallen und gießt den Tee sofort ab. Nach Abkühlung süßt man mit etwas Honig und trinkt schluckweise täglich 3 Tassen. Dieser Tee hilft bei:

1. Kinder-Rachitis,
2. Verschleimung der Bronchien und Lungen,
3. Appetitlosigkeit,
4. Abmagerung,
5. Schwäche,
6. Skrofulose,
7. Tuberkulose der Lungen, der Knochen und des Gehirns,
8. Hinfälligkeit durch fortgeschrittene Zuckerkrankheit.

Der gleiche Tee in Verbindung mit warmen Breiauflagen (siehe unter D) wirkt heilungsunterstützend bei tuberkulösen Erkrankungen der Haut und bei Lupuserkrankungen.

Derselbe Tee kann auch als Gurgel- und Mundwasser verwendet werden bei: entzündlichen Prozessen der Mundschleimhäute, des Rachens und des Halses.

B. Die gleiche Teezubereitung, jedoch mit 2 Eßlöffeln Bockshornkleesamen, kommt zur Anwendung bei:

1. Schweißfüßen (tägliche Fußbäder),
2. Handschweiß (tägliche Handbäder),
3. Mastdarmvorfall (morgens und abends Klistiere),
4. Darmverstopfung in hartnäckiger Form (mehrfache Einläufe),
5. Darmkrebs und Darmtuberkulose (täglich mindestens 3 Einläufe mit Tee B und als Getränk den unter A beschriebenen Tee).

C. Ein Aufguß des Samens, und zwar pro Tasse 1 Teelöffel mit kochendem Wasser überbrüht, hilft als äußerliche Anwendung bei:

1. Haarschwund (tägliche Einreibungen der Kopfhaut oder Auflagen mit angefeuchtetem Mull),
2. Erbgrind oder Pilzgrindflechte (die befallenen Stellen täglich mehrfach betupfen oder baden). Der Aufguß muß stets nach Gebrauch weggeschüttet werden. Zur innerlichen Unterstützung Tee A.

D. Von Pfarrer Sebastian Kneipp ist überliefert, daß er den Samen des Bockshornklees sehr lobte und oft anwandte, meist als Brei für Auflagen. Dazu wird feingeriebener, pulverisierter Samen mit wenig warmem Wasser so angerührt, daß ein dickflüssiger Brei entsteht. Die warmen Breiauflagen wirken:

1. entzündungshemmend,
2. heilend,

3. erweichend und
4. reinigend bei Wunden,
5. bei Geschwülsten und Geschwüren,
6. bei Drüsenschwellungen und verhärteten Knoten,
7. bei Furunkeln und Fisteln,
8. bei Tumoren,
9. bei Knocheneiterungen,
10. bei offenen Beinen und Unterschenkelgeschwüren.
11. Sie verhindern bei Eiterungen Blutvergiftungen und
12. die Bildung wilden Fleisches,
13. lindern Neuralgien und Schmerzen,
14. besonders Ischiasschmerzen, und helfen
15. bei Milzerkrankungen (äußerlich: großflächige Auflagen über der Milzgegend mit warmem Brei auf Leinen; innerlich: Tee A).

E. Wird der pulverisierte Samen statt mit Wasser mit Oliven- oder Maisöl zu einem Brei gemischt und öfters gründlich in die Kopfhaut einmassiert, stoppt er den Haarausfall und fördert das Haarwachstum.
Liegen dem Haarausfall schwere gesundheitliche Störungen zugrunde, so müssen allerdings zuerst diese behandelt werden.

F. Der Bockshornkleesamen unterstützt oder bringt die Heilung bei: Knochenerkrankungen der Kinder, Knochenhaut- und Knochenmarkentzündungen, Knochengeschwülsten, Schwund der Knochensubstanz.
Dazu nimmt man pro Tasse 1 gehäuften Teelöffel des pulverisierten Samens und rührt ihn mit Wasser zu einem Getränk an. Diese Menge trinkt man täglich 3mal.

G. Ein Brei aus 2 Teelöffeln Samenpulver, 1 Teelöffel Butter und 1 Teelöffel Honig hilft: gegen Altersschwäche, gegen chronische Magerkeit und bei Krebskachexie.

Dieses Gemisch wird 1mal am Vormittag, 1mal am Nachmittag und 1mal vor dem Schlafengehen genommen.

H. Mischt man das feingeriebene Pulver mit Rosenöl, so erhält man eine vorzügliche Schönheitspackung gegen Hautunreinheiten. Zusätzlich wird die Haut verjüngt. Da der Tee (siehe unter A) auch blutreinigend wirkt, empfiehlt sich die gleichzeitige innerliche Anwendung.

I. Zur allgemeinen Verjüngung macht man Vollbäder, die den ganzen Körper beleben, anregen und aufbauen. Dazu werden aus der Apotheke benötigt:

250 g Samen (ganz),
250 g pulverisierter Samen,
250 g Senfmehl (gelber Senf).

Die Samenkörner übergießt man mit reichlich kaltem Wasser, läßt sie 4 bis 6 Stunden ziehen, kocht sie 5 Minuten lang auf und gießt ab. Das Pulver setzt man mit reichlich kaltem Wasser an und läßt es ebenfalls 4 bis 6 Stunden stehen. Danach seiht man es durch ein Tuch und mischt es mit dem anderen Absud. Das Senfmehl wird mit 2 Liter kaltem Wasser angesetzt, nach 4 bis 6 Stunden abgeseiht und mit dem anderen Sud in das Badewasser gegeben.

Die Badedauer richtet sich nach der Verträglichkeit. Doch sollte man, vor allem bei den ersten Malen, nicht übertreiben, da eine kräftige Hautrötung, ein Hautbrennen oder -jucken auftreten könnte. Sobald man ein starkes Kribbeln am Körper verspürt, sollte man 2 bis 3 Minuten später das Bad verlassen und erst bei genügender Angewöhnung länger im Wasser bleiben.

Wer die nötige Zeit hat, bereitet dieses Bad 2mal, später 3mal in der Woche oder kombiniert es mit dem Kräuterschwitzbad (siehe unter → *Schwitzbad* in Teil 2), vor allem dann, wenn er noch

einige Pfunde loswerden möchte. In diesem Fall wird das Ver-
jüngungsbad montags und freitags gemacht und das Schwitzbad
am Mittwoch. Innerlich unterstützt man diese Kur mit

(B) **A-E-Mulsin-forte** (Mucos GmbH),

wovon morgens und abends je 10 Tropfen auf die Zunge zu
nehmen sind.

Der Apfel

Nicht nur der rohe, sondern auch der gekochte, der gebackene
und der eingeweckte Apfel ist ein gesundes, vielseitig verwend-
bares Obst und Heilmittel. Sein Gehalt an Vitaminen, Mineral-
stoffen, Spurenelementen und Kohlenhydraten erhebt ihn weit
über alle Früchte hinaus. Schale und Fleisch des Apfels enthalten
in biologisch ausgewogenen Mengen:

1. Eisen,
2. Eiweiß (gering),
3. Kohlenhydrate,
4. Fruchtsäuren,
5. Natrium,
6. Kalium,
7. Magnesium,
8. Pektin,
9. Arsen,
10. Gerbstoff,
11. Phosphor,
12. Schwefel,
13. Chlor,

14. Kieselsäure,
15. Aluminium,
16. Vitamine A, B_1, B_2, B_6, C, E und Nikotinsäure.

Damit gewinnt der Apfel in der Ernährung wie in der Heilkunde eine einmalig große Bedeutung. Regelmäßiger und richtiger Apfelgenuß (siehe letzter Absatz) hat einen tiefgreifenden Einfluß auf alle Körperorgane und den Gesamtstoffwechsel. Die Pektine des Apfelfleisches wirken wie ein Schwamm im Darm, der alle Gifte aufsaugt und nicht mehr losläßt, so daß sie nicht in die Blutbahn gelangen können und mit dem Stuhl ausgeschieden werden. Der Apfel eignet sich deshalb besonders gut für die monatliche Darmentgiftungskur (siehe unter → *Entgiftungskur* in Teil 2).

Bei Magen-Darm-Katarrh, Ruhr, Paratyphus und alle anderen Durchfallerkrankungen ist eine Apfelkur von außergewöhnlichem Erfolg. So berichtete 1919 der badische Landarzt Dr. Heisler von seinem ersten Heilversuch mit Äpfeln und dem damit erzielten Erfolg. Heisler wurde zu einem schwerkranken Marineoffizier gerufen, der wegen einer Magen-Darm-Entzündung bereits wochenlang von zwei Ärzten mit allen möglichen Medikamenten ohne jeden Erfolg behandelt wurde. Der Patient war durch seine Krankheit zum Skelett abgemagert. Heisler wußte auch keinen Rat. Er hatte allerdings bei seinen Bauern oft von einer Behandlung mit Äpfeln gehört und wollte diese Kur, weil der Patient ohnehin todgeweiht schien, als letzten Versuch anwenden. Trotz aller Zweifel der drei Ärzte stellte sich bei dem Kranken schon nach zweitägigem Äpfelessen eine überraschende Besserung ein, und wenige Tage später war der Kranke gesund.

Der Feldarzt Dr. Kutroff, der während des letzten Krieges eine Ruhrabteilung in einem Kriegslazarett leitete, behandelte alle schweren Ruhrfälle nur mit Äpfeln. Die Erkrankten mußten pro Tag drei Pfund Äpfel mit der Schale gut gekaut essen. Bereits am zweiten Tag zeigten sie normalen Stuhl ohne Blut- und Schleimbeimischung.

Inzwischen wenden viele Kliniken diese außergewöhnliche Heilmethode an. Die → *Apfelkur* (siehe Teil 2) gehört zum Heilschatz aller biologisch denkenden Behandler.

Der Apfel weist noch eine andere überraschende Eigenschaft auf, die nur zuwenig bekannt ist. Das Pektin des Apfels fördert die Gerinnung des Blutes, wenn es in eine Vene eingespritzt wird.

Bei Blutern lassen sich die unaufhörlich blutenden Verletzungen innerhalb weniger Minuten durch intravenöse Injektionen des Apfelschalenpektins zum Stillstand bringen. Besser wäre natürlich, vorbeugend mindestens 5 bis 6 Äpfel täglich zu essen.

Damit ist aber die Heilwirkung des Apfels noch nicht erschöpft. 3tägige Apfeltage zeigen erstaunliche Erfolge bei Herz- und Gefäßkrankheiten, Entzündungen der Nieren, Wassersucht und bei zu hohem Cholesteringehalt des Blutes.

Mit Äpfeln lassen sich auch erfolgreiche Entfettungskuren durchführen. Während einer gewissen Zeit darf nichts weiter als frisches Apfelkompott und jeweils 1 Scheibe Schwarzbrot gegessen werden.

Weiter hilft der Apfel den Kopfarbeitern durch seinen Gehalt an Eisen, Phosphor und Arsen. Bei geistiger Abgespanntheit schneidet man einen ungeschälten Apfel in kleine Stücke, überbrüht sie mit heißem Wasser und läßt sie ziehen. Nach einer Stunde mischt man 3 Teelöffel Honig bei, ißt die Apfelstückchen und trinkt danach den Saft. Kinder schützt man vor Ansteckung, wenn man sie täglich einen Apfel essen läßt.

Die blutreinigende Wirkung des Apfels ist so tiefgreifend, daß man mit Apfelkuren selbst die hartnäckigsten Ekzeme heilen kann. Bei genügender Geduld auch Rheuma und Gicht!

Bei allen entzündlichen Erkrankungen des Nervensystems hilft und heilt (zusätzlich zur Apfelkur und einigen Rohkosttagen) frischer Apfelsaft, der eine beruhigende und entspannende Wirkung hat. Frische, ungeschälte Äpfel, täglich einer am Vormittag und einer am Nachmittag, schützen vor Arteriosklerose und Herzinfarkt. Hartnäckige Stuhlverstopfungen lassen sich ebenfalls mit Äpfeln kurieren.

Auch jenen Personen, die sich das Rauchen abgewöhnen wollen, kann mit Äpfeln geholfen werden. Obwohl starke Raucher gewöhnlich keine Apfelesser sind, wendet sich ihre Abneigung bald gegen das Rauchen, wenn täglich etwa 20 Äpfel gegessen werden. Andere Speisen und Getränke sind dazu allerdings verboten.

Abschließend noch einige Worte zum *richtigen* Apfelessen. Die Äpfel müssen frei von Spritzgiften sein. Sie dürfen niemals kalt gegessen werden und müssen zumindest Zimmertemperatur haben, da es sonst zu Leber- und Magenbeschwerden kommen kann. Ferner sollten sie langsam gegessen, gut durchgekaut und eingespeichelt werden. Wenn sich das Backen oder Braten vermeiden läßt, sollte man die Äpfel besser roh und mit der Schale essen. Ein roher, nur leicht angewärmter Apfelbrei ist eine der am leichtesten verdaulichen Speisen überhaupt. Abends, nach 17.30 Uhr, sollte kein Apfel (und auch kein anderes Obst oder Gemüse) mehr gegessen werden, weil man damit den intermediären Stoffwechsel stören würde. Über dieses Gebot setzt man sich nur hinweg, wenn eine Krankheit es erfordert. Die Erhaltung des Lebens ist dann wichtiger als eine zeitlich begrenzte Stoffwechselbehinderung.

Der Honig

Der Honig ist eines der beliebtesten Volksnahrungsmittel und ein einzigartiges Heilmittel. Schon in vorchristlicher Zeit war der Honig als ein besonderer Saft bekannt. Aber erst in neuerer Zeit weiß man, was im Honig alles enthalten ist, nämlich: Kalium, Natrium, Kalzium, Magnesium, Eisen, Kupfer, Mangan und

Phosphat, die Vitamine B_1, B_2, C und Nikotinamid (zum B-Komplex gehörend) sowie Fermente (Diastasen und Invertasen) und Azetylcholin. Die verschiedenen Zuckerstoffe setzen sich zusammen aus Fruchtzucker (Fructose), Traubenzucker (Dextrose) und Rohrzucker. Der Fruchtzuckergehalt liegt bei etwa 40 Prozent.

So ist es nicht verwunderlich, daß der Honig in der Behandlung schwerer Leberleiden weitaus bessere Heilwirkungen erzielt als der noch oft angewandte Traubenzucker. Der Fruchtzucker, verglichen mit dem Traubenzucker, bedarf zum Abbau nur 1/10 der Leberenergie. Außerdem werden die anderen Zuckerstoffe weitaus besser ausgenutzt, was wiederum die Glykogenspeicherung viel weniger belastet. Ist die schwerkranke Leber nicht mehr in der Lage, Traubenzucker in Glykogen umzuwandeln, gelingt ihr dies immer noch bis zu etwa 30 Prozent mit dem Fruchtzucker.

Kinder, die reichlich Honig erhalten, weisen wesentlich gesündere Zähne und festere Knochen auf als andere Kinder, weil durch den Honig der Nahrungsmittelkalk viel besser verarbeitet wird.

In Asien und Südamerika werden Wunden von der Landbevölkerung oft nur mit Honigverbänden belegt. Auch in Schlesien und in der märkischen Heide war es unter den Bauern Brauch, die eiternden Wunden ihrer Tiere mit Honig zu behandeln. Aus alten Überlieferungen wissen wir, daß diese Honigverbände vorchristlichen Erfahrungen entstammen. Im Orient wie auch bei den Germanen wußte man bereits zu jener Zeit recht gut, daß Honig die Wunden viel schneller heilen läßt als jede andere Arznei.

Die wissenschaftlichen Labors konnten erst in jüngster Zeit den Beweis von der keim- und bakterientötenden Wirkung des Honigs liefern. Da alle Honigsorten diesen »Keimtöter«, das X-Hormon Inhibin, enthalten, weiß man inzwischen, daß diese Substanz nicht aus den Blütenpollen, sondern aus den Drüsen der Bienen stammt und daß bereits die kleinste Menge dieses Stoffes wirkt.

Die neuere medizinische Forschung gelangte außerdem zu der Erkenntnis, daß der Honig sich hemmend auf die Teilung, also auf die Vermehrung und Wucherung der Zellen auswirkt. Als mitosehemmende Wirkstoffe gelten das im Honig enthaltene Azetylcholin und das daraus hervorgehende Cholin, die von vielen Fachärzten in hohen Dosen zur Karzinombehandlung verwendet werden. Weitere Heilanzeigen des Honigs sind Kreislauferkrankungen, Nervosität, Überarbeitung, Erkältungen, Schlaflosigkeit, Verdauungsbeschwerden und Mineralstoffmangel.

Eine besonders ungewöhnliche Wirkung zeigt der Honig gegenüber Diphtheriebakterien. Es ist erwiesen, daß Diphtheriekranke durch Honig in wenigen Tagen frei von Erregern sind, selbst wenn sie schon längere Zeit an Diphtherie erkrankt sind.

Die Behandlung ist sehr einfach: 3mal täglich werden beide Gaumenmandeln und die befallenen Stellen des Rachens kräftig mit Honig bestrichen, und zusätzlich, ebenfalls 3mal täglich, wird etwas flüssiger Honig in beide Nasenlöcher geträufelt. Dazu macht man Honigumschläge um den Hals. Schon nach 3 Tagen tritt eine Besserung ein, und in etwa 2 Wochen ist die Diphtherie geheilt. Wichtig ist nur, daß der Honig nicht bereits erhitzt worden ist, denn dadurch verliert er seine keimtötende Wirkung.

Bewahrt man den Honig kühl, lichtgeschützt und unverdünnt auf, behält er fast unbegrenzt seine antibakterielle Wirkung; verdünnter Honig verliert sie in einigen Tagen. Einmal verdünnter Honig muß in Kürze verzehrt werden. Heißen Getränken darf Honig erst nach Abkühlung auf Trinkwärme beigefügt werden. Beim Kauf muß auch darauf geachtet werden, daß der Lieferant bekannt und vertrauenswürdig ist, denn ein Honig muß »reif« sein. Allzuoft wird nicht ausgereifter Honig wegen seines höheren Gewichts verkauft. Ein solcher Honig ist zur Aufbewahrung ungeeignet und besitzt nicht die gleiche Heilwirkung. Außerdem kann dieser nicht vollwertige Honig genauso wie verfälschter Honig Sodbrennen und Magenbeschwerden erzeugen. Vor Honig mit unklaren Bezeichnungen wie »Feinster Kristallhonig«, »Feinster

Raffinadehonig«, »Heidezuckerhonig«, »Traubenzuckerhonig«, »Verschnitthonig« usw. sollte man sich hüten. Vor Honigfälschungen, die oft mit Streckmitteln und Gewichtsverbesserern versetzt sind, kann man sich heute nur mit Sicherheit schützen, wenn man seinen Honigbedarf bei einem persönlich bekannten Imker deckt.

Einige Rezepturen für diverse Krankheiten:
Bei Fieber gibt man 1/2 Liter lauwarmem Wasser 100 Gramm Weinessig und 100 Gramm Honig zu und verwendet die gut gemischte Lösung als Klistier sowie als Brust- oder Wadenwickel.
Bei Nagelbettentzündungen oder -eiterungen mischt man Honig und Zwiebelsaft zu gleichen Teilen und macht damit Auflagen.
Bei Haarausfall wird von grünen Nußschalen und Nußblättern ein starker Absud angefertigt, lauwarm abgeseiht, und der Flüssigkeit werden 1 bis 2 Eßlöffel Honig beigegeben. Damit wird der Kopf 2mal wöchentlich gewaschen und 1mal täglich massiert.
Hautleiden wie rissige Hände, aufgesprungene Haut, Hautblutungen, -entzündungen, -ausschläge, -jucken, -schrunden und -unreinheiten werden durch → *Honigauflagen* und → *Apfelkuren* (siehe Teil 2) oder auch durch → *Honigkuren* (siehe Teil 2) mit Sicherheit geheilt.
Auch bei der Schuppenflechte lohnt sich ein Versuch mit der obenerwähnten Kur, besonders, wenn abwechselnd die Apfel- und die Honigkur durchgeführt werden.
Bei Sodbrennen hilft der folgende mit Honig gemischte Tee:

Rp.
20,0 g **Brennessel** *(Folia Urticae)*
15,0 g **Tausendgüldenkraut** *(Herba Centaurii)*
 5,0 g **Wermut** *(Herba Absinthi)*
10,0 g **Wacholderbeeren** *(Fructus Juniperi)*

M. f. spec. D. S.: Pro Tasse 1 Teelöffel des Teegemischs aufgießen und 20 Minuten vor dem Essen einnehmen.

Bei chronischer Schlaflosigkeit genügt allein die → *Honigkur* (siehe Teil 2).

Milzleiden jeder Art behandelt man mit einer Mischung aus Rettichsaft und Honig zu gleichen Teilen. Davon nimmt man täglich 3- bis 4mal 1 gestrichenen Eßlöffel.

Bei Hodenschmerzen, -verhärtungen oder -geschwülsten genügen oft lauwarme Honigauflagen.

Hühneraugen lassen sich mit Auflagen von reinem Bienenwachs wegbekommen.

Werden Brandwunden sofort mit einer Honigauflage bedeckt, kommt es nicht zur Blasenbildung, und die Wunde verheilt narbenlos. Dies gilt auch für Verbrühungen.

Blutarmut und Bleichsucht lassen sich mit der Honigkur behandeln.

Große Erleichterung bringt beim Bronchialasthma geriebener Meerrettich, mit reichlich Honig vermischt. Davon nimmt man abends vor dem Schlafengehen 1 Teelöffel voll. Zusätzlich führt man die Honigkur durch.

Geschwüre, Abszesse und eiternde Wunden behandelt man entweder mit reinen Honigauflagen, die man am Tag mehrmals wechselt, oder mit einem warmen Brei aus schwarzem Meerrettich und Honig.

Da längst noch nicht alle Wirkstoffe des Honigs bekannt sind, darf angenommen werden, daß er noch mehr Heilwirkungen hat. Deshalb sollte der Honig das bleiben, was er schon immer war – ein unverändertes, unverfälschtes Volksnahrungs- und -heilmittel.

In jedem Menschen existiert etwas,
was die Kraft der göttlichen Macht birgt,
was niemals krank, erfolglos oder schwach
werden kann,
was immer ist und unvergänglich bleibt,
weil es mit dem Zeitlosen, dem Ewigen
verbunden ist.

Nachwort

Es ist erwiesen, daß das Unterbewußtsein bei richtiger Einstellung einen positiven Einfluß auf den Körper und dessen Erkrankungen ausübt.

Das Gesetz des menschlichen Geistes ist das Gesetz des Weltgeistes, an dem jeder Mensch Anteil hat. Es beruht auf dem Glauben. Das Unterbewußtsein ist die Verbindung zum universellen Geist und handelt nach dem Gesetz des Glaubens. So ist jedes Resultat eines Gedankens die Antwort des Unterbewußtseins, denn der Gedanke ist der Samen der Tat. Glaubt man an das, was man denkt, so wird das Unterbewußtsein auf diese Gedanken reagieren. Denkt man positiv, so ergibt sich Positives, denkt man negativ, sind auch die Folgen negativ.

So funktioniert das Unterbewußtsein, denn es kann nicht anders, als nach dem Gesetz des universellen Geistes zu handeln. Wirken menschliche Gedanken, ob positiv oder negativ, auf das Unterbewußtsein, so werden sie als Befehl hingenommen und entsprechend beantwortet.

Das folgende Beispiel ist dafür charakteristisch und durchaus nicht einmalig.

Ein blindes junges Mädchen unternahm in der Erwartung einer Wunderheilung eine Wallfahrt nach Lourdes. Aus den ärztlichen Begleitpapieren ergab sich, daß das Mädchen wegen Sehnervenschwund (Atrophie) nie mehr sehen werde. Diesen Befund mußten die untersuchenden Ärzte in Lourdes bestätigen. Dennoch geschah das Wunder. Das Mädchen konnte wieder sehen, obwohl von mehreren Ärzten festgestellt wurde, daß die Sehnerven nach wie vor tot waren. Etwa sechs Wochen später erfolgten neue Untersuchungen, bei denen sich zur Überraschung aller Ärzte ergab, daß der gesamte Sehapparat wieder vollkommen hergestellt und intakt war. Trotzdem hatte dieses Mädchen, medizinisch gesehen, zunächst mit toten Augen gesehen.

Hier hat der feste Glaube, gesund zu werden, zu jenem unerschütterlichen Glauben geführt, der das Mädchen trotz der aussichtslosen Diagnose nach Lourdes fahren ließ und der letztlich als Befehl auf das Unterbewußtsein wirkte und das Wunder erzeugte.

Da die universellen Heilkräfte des Unterbewußtseins stets gegenwärtig sind und der menschliche Körper, ebenso wie das Unterbewußtsein, letztlich eine Schöpfung des Weltgeistes ist, kann dieses Prinzip natürlich auch wiederherstellen, was es erschaffen hat.

Alle lebenswichtigen Vorgänge im Körper werden vom Unterbewußtsein gesteuert, und mit dem überzeugten Glauben an dessen schöpferische Heilkraft baut jeder positive Gedanke neue Energien einer universellen Macht auf.

Deshalb ist es wichtig, das bewußte Denken zu einem positiven Prozeß zu gestalten und fest daran zu glauben, daß das Unterbewußtsein mit seiner unendlichen Heilkraft die Gesundheit des Körpers wiederherstellt.

Das Unterbewußtsein als Mittler zwischen Allgeist und Organismus ist immer bestrebt, das Leben zu erhalten und dem Körper zu dienen. Es folgt gehorsam, wenn es durch gezielte Gedanken dazu angehalten wird. Diese überwältigende Wahrheit gehört zu den Gesetzen des Lebens und ist so alt wie das Leben selbst.

Mit folgenden oder ähnlichen Worten, die man sich gut einprägt und die vor dem Einschlafen sowie nach dem Erwachen mit voller Überzeugung gesprochen werden, nutzt man die Macht des Unterbewußtseins für die Wiederherstellung und die Erhaltung der Gesundheit:

Die unendliche Heilkraft meines Unterbewußtseins durchströmt meinen ganzen Körper. Jede Zelle und Faser meines Seins, jeder Muskel, jeder Knochen und jedes Organ meines Körpers wird sofort von aller Krankheit gereinigt und geheilt. Die Harmonie und die Gesundheit meines Organismus werden wieder völlig hergestellt, und ich bin zutiefst dankbar dafür.

Alles, was ihr glaubensvoll
im Gebet erflehet,
werdet ihr erhalten.

Matth. 21, 22

Literaturnachweis

Bankhofer, Hademar: »Akupressur«, Impar-Anstalt Eschen, o. J. 223 S.

Bernau, Lutz: »Schmerzfrei durch Akupressur«, Ehrenwirth Verlag, 1975, 185 S.

Diez, Fritz: »Die Selbsthilfe«, Tischardt, Selbstverlag Fritz Diez, o. J., 96 S.

Fey-Bonsiepen: »Liebe zum gesunden Leben«, o. O. und o. J.

Fischer, G.: »Heilkräuter und Arzneipflanzen«, Karl F. Haug Verlag, 1947, 308 S.

Gach, Michael Reed: »Heilende Punkte. Akupressur zur Selbstbehandlung von Krankheiten«, Knaur-Tb 76002, 1992, 413 S.

Haferkamp, Dr. Hans: »Die Eigenblutbehandlung«, Hippokrates-Verlag, 1951, 270 S.

Herzka, G.: »So heilt Gott«, Christiana-Verlag, 1980, 168 S.

Jarvis, D. C.: »5 x 20 Jahre leben«, Bern, Hallwag Verlag, 1991, 200 S.

Kuan Hin, Dr.: »Chinesische Massage und Akupressur«, Hallwag Verlag, 1988, 240 S.

Maury, E. A.: »Gesund mit Wein«, Bern, Benteli Verlag, 1977, 131 S.

Rogler, August: »Kräutersegen«, Wien, Hippolyt-Verlag, 1955, 309 S.

Schneider, Ernst: »Nutze die Heilkraft unserer Nahrung«, Hamburg, o. J., 557 S.

Schneider, Ernst: »Nutze die heilkräftigen Pflanzen«, Hamburg, Saatkorn-Verlag, 529 S.

Scott, C.: »Für Deine Gesundheit Apfelessig«, Wetzikon/Zürich, Verlag Otto Hasler, 1979, 36 S.

Scott, C.: »Das schwarze Wunder«, Wetzikon/Zürich, Verlag Otto Hasler, 1979, 40 S.

Surya, G. W.: »Die verborgenen Heilkräfte der Pflanzen«, Freiburg i. Brsg., Verlag Hermann Bauer, 1960, 259 S.

Suter, K.: »Die Hautleiden«, Heinrich Schwab Verlag, 1966, 87 S.

Willfort, Richard: »Gesundheit durch Heilkräuter«, Linz, Rudolf Trauner Verlag, o. J., 608 S.

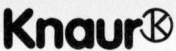

ALTERNATIV HEILEN

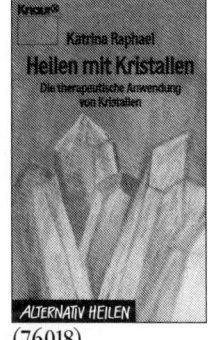

Katrina Raphael
Heilen mit Kristallen
Die therapeutische Anwendung
von Kristallen

ALTERNATIV HEILEN

(76018)

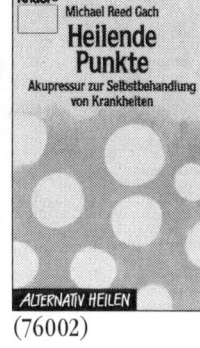

Michael Reed Gach
Heilende Punkte
Akupressur zur Selbstbehandlung
von Krankheiten

ALTERNATIV HEILEN

(76002)

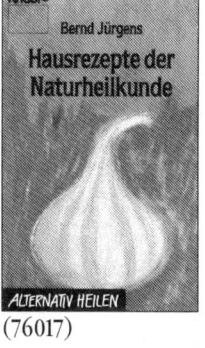

Bernd Jürgens
Hausrezepte der Naturheilkunde

ALTERNATIV HEILEN

(76017)

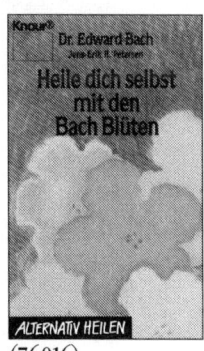

Dr. Edward Bach
Jutta-Brit R. Petahren
Heile dich selbst mit den Bach Blüten

ALTERNATIV HEILEN

(76016)

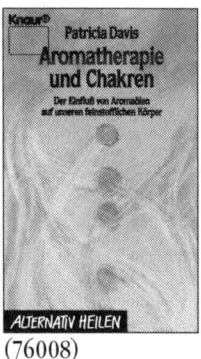

Patricia Davis
Aromatherapie und Chakren
Der Einfluß von Aromaölen
auf unseren feinstofflichen Körper

ALTERNATIV HEILEN

(76008)

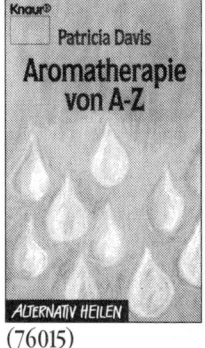

Patricia Davis
Aromatherapie von A-Z

ALTERNATIV HEILEN

(76015)

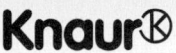
Knaur®

ALTERNATIV HEILEN

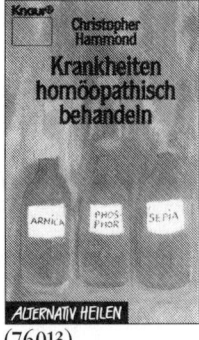

(76013)

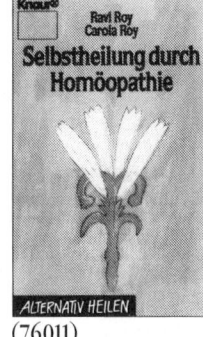

(76011)

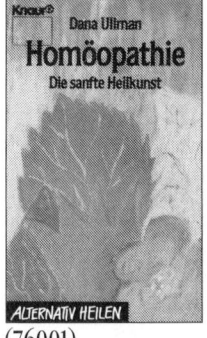

(76001)

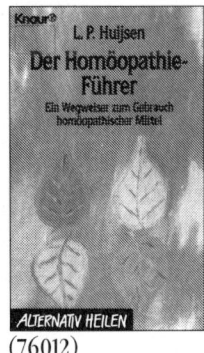

(76012)

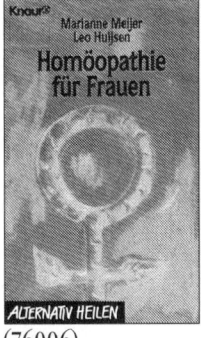

(76006)

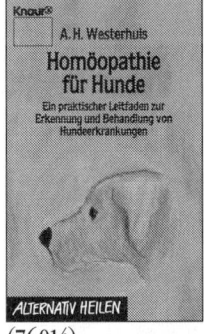

(76014)